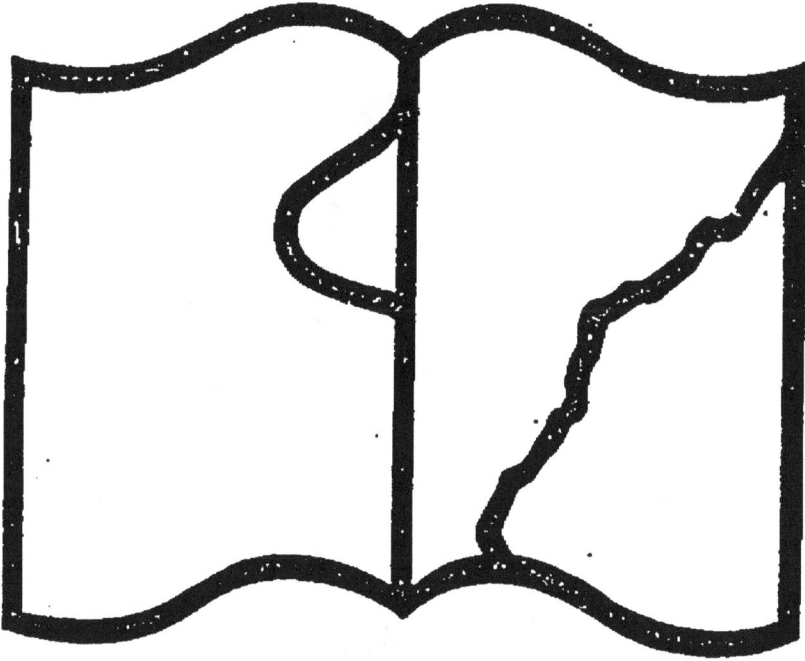

Texte détérioré — reliure défectueuse

NF Z 43-120-11

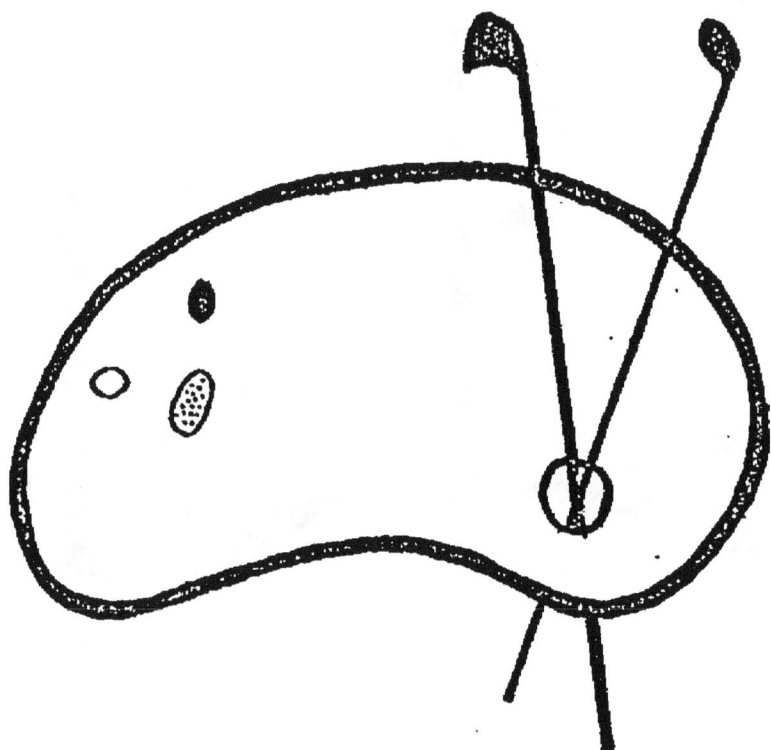

DEBUT D'UNE SERIE DE DOCUMENTS
EN COULEUR

FORCE ET SANTÉ

LA

VIE PROLONGÉE

AU MOYEN DE LA

MÉTHODE BROWN-SÉQUARD

PAR

Le Dᴿ L.-H. GOIZET

De la Faculté de médecine de Paris, Fondateur de l'Institut Séquardien
30, rue de Berri, Paris

> Des faits, des faits, encore des faits, toujours
> des faits ! C'est à coups de faits que je forcerai
> les aveugles à voir, les sourds à entendre, les
> muets à parler, ceux mêmes qui ne veulent ni
> voir, ni entendre, ni parler.

DOUZIÈME ÉDITION

PARIS

LIBRAIRIE MARPON ET FLAMMARION

E. FLAMMARION, SUCCʳ

26, RUE RACINE, PRÈS L'ODÉON

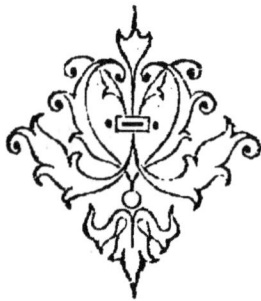

Poitiers. — Imprimerie OUDIN et Cie.

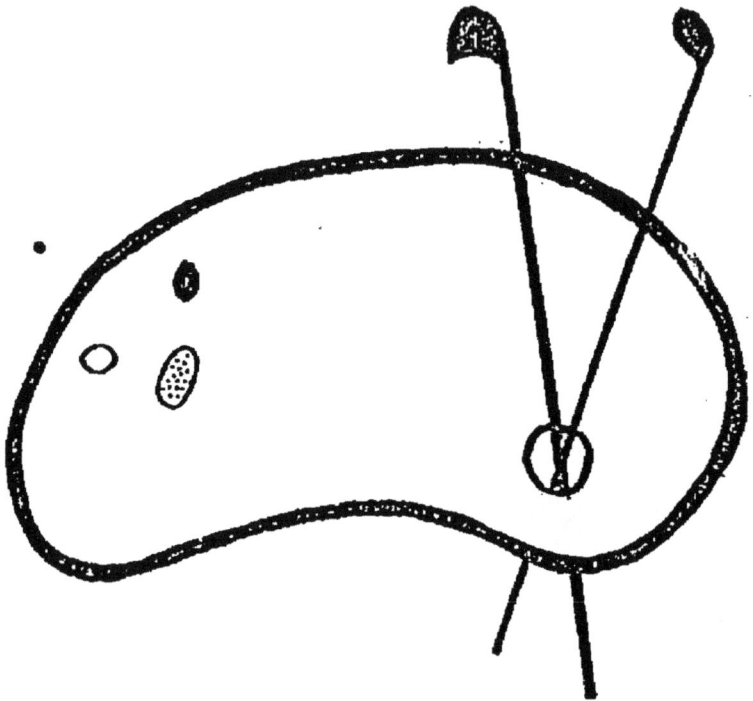

FIN D'UNE SERIE DE DOCUMENTS
EN COULEUR

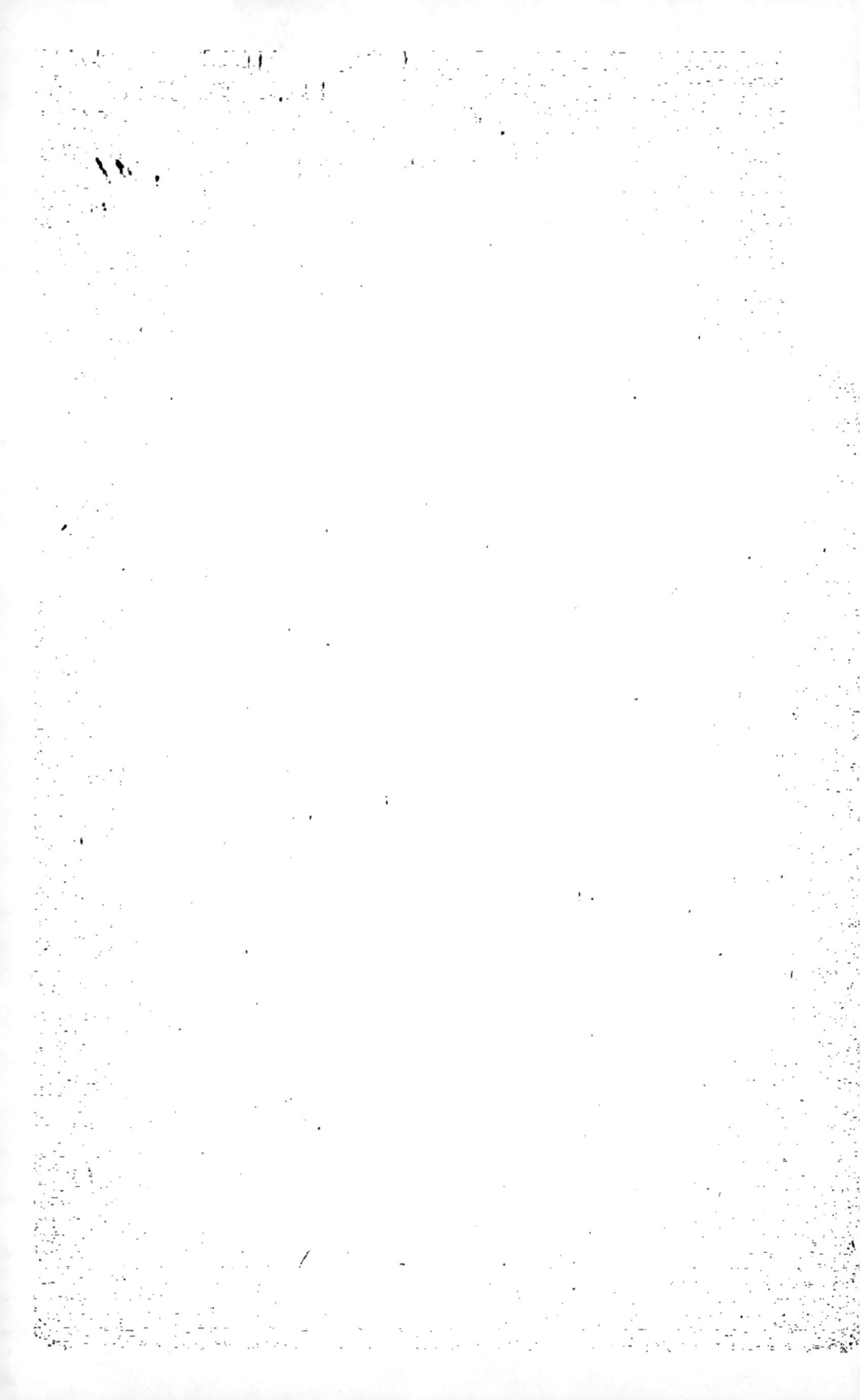

FORCE ET SANTÉ

LA

VIE PROLONGÉE

AU MOYEN DE LA

MÉTHODE BROWN-SÉQUARD

PAR

Le Dᴿ L.-H. GOIZET

De la Faculté de médecine de Paris, Fondateur de l'Institut Séquardien
50, rue de Berri, Paris.

> Des faits , des faits, encore des faits, toujours
> des faits ! C'est à coups de faits que je forcerai
> les aveugles à voir, les sourds à entendre, les
> muets à parler, ceux même qui ne veulent ni
> voir, ni entendre, ni parler.

———— ✳ ————

PARIS

LIBRAIRIE MARPON ET FLAMMARION

E. FLAMMARION, SUCCᵉ

26, RUE RACINE, PRÈS L'ODÉON

POITIERS. — TYPOGRAPHIE OUDIN ET C¹ᵉ.

AU LECTEUR

Je me suis efforcé, en écrivant ce livre, de le mettre à la portée de tout le monde et de faire en sorte que sa lecture suffise aux personnes les plus étrangères à la médecine. Ceux-là même qui, par impossible, n'auraient jamais entendu parler du professeur Brown-Séquard et de sa méthode pourront comprendre l'importance de sa découverte, apprécier les bienfaits qui en résulteront pour l'humanité, et se mettre à même de se l'appliquer sans l'aide de personne, en tout temps, en tous lieux. Qu'on le sache bien, le vaccin séquardien n'est pas seulement un aphrodisiaque, c'est un régénérateur, c'est une force et non un excitant. Il ne guérit aucune maladie; mais, comme la plupart des affections qui éprouvent l'humanité proviennent de la débilité générale ou partielle de l'organisme, rendant à celui-ci sa vigueur, le mal disparaît de lui-même.

Par son usage, les fonctions de la génération seront heureusement influencées au même titre que les autres fonctions physiologiques, telles que la circulation ou la digestion, mais rien de plus.

C'est un frein d'une innocuité complète, destiné à retarder la marche fatale de l'homme vers la vieillesse. En un mot, c'est le principe de vie, plus efficace que la transfusion du sang et tous les autres procédés connus, employés pour combattre la décrépitude humaine et en arrêter les désastreux effets.

Le maintien des forces doit nécessairement prolonger l'existence, éviter les infirmités provenant de la sénilité et rendre plus douce la dernière phase de la vie.

Or, lorsque vous aurez lu ce volume, rempli de preuves irréfutables et compréhensibles pour tous, vous serez convaincu, comme je le suis moi-même, de la puissance du vaccin séquardien toutes les fois qu'il s'agit de tenir en état les forces physiques et intellectuelles, ou de les relever lorsqu'elles sont tombées.

C'est dans ce sens que j'en ai fait le premier l'application aux phtisiques avec un succès qui a dépassé toutes mes espérances (1).

(1) J'ai appris l'an dernier déjà, et depuis lors, que plusieurs médecins avaient traité des malades, atteints de tuberculose pulmonaire, à l'aide d'injections sous-cutanées du liquide testiculaire, et qu'ils croyaient avoir obtenu des effets curatifs

De la conviction à l'essai, il n'y a qu'un pas qui sera bientôt franchi, et, quand vous aurez constaté, sur vous-même ou sur les vôtres, les merveilleux effets de cet agent incomparable, vous deviendrez un apôtre zélé de la nouvelle

très remarquables. Je me suis refusé, et je, me refuse encore, à admettre que la phtisie pulmonaire puisse être guérie par l'entrée dans le sang d'un ou de plusieurs principes solubles contenus dans certaines parties des organes génitaux mâles. J'admettais cependant que, sous l'influence dynamogénique exercée sur les centres nerveux par le liquide testiculaire, il pouvait y avoir :

1° Une grande augmentation de force ;

2° Une cessation de la fièvre et des sueurs ;

3° Une amélioration notable de la digestion, de la nutrition et des sécrétions.

Au mois de juin dernier, j'ai engagé le docteur Coizet à faire des essais d'injections sous-cutanées de ce liquide sur des phtisiques. Il l'a fait sur trois malades atteints de tuberculose pulmonaire au second degré. L'effet produit a été bien au delà de ce que nous avions osé espérer : les symptômes ont disparu, et les malades ont gagné en poids et notablement en force. J'ai conseillé à M. Coizet d'attendre et de ne pas parler de ces faits jusqu'à ce que d'autres cas semblables eussent été observés. Il a donc gardé le silence jusqu'à ces derniers temps, où une publication du docteur Uspensky a appelé l'attention sur ce mode de traitement de la tuberculose pulmonaire. Je ne donnerai pas de détails (on en trouvera dans le numéro de janvier prochain des *Archives de Physiologie*) sur la communication que ce médecin distingué a faite tout récemment à la Société d'Hygiène de Saint-Pétersbourg ; je me bornerai à dire que M. Uspensky nous fait savoir qu'il a obtenu, sur trente malades atteints de tuberculose pulmonaire, la disparition des symptômes et un gain notable en force et en poids.

J'ai cru de mon devoir de signaler ces faits à la Société et d'appeler sur eux l'attention des praticiens, me bornant à doctrine, prêchant avec l'ardeur que seule peut donner la foi.

ajouter qu'à l'aide des injections hypodermiques de liquide testiculaire, filtré avec soin et employé dans de bonnes conditions d'antisepsie, il n'y a à craindre aucune réaction dangereuse, fébrile ou autre.

(Déclaration de Brown-Séquard à la Société de Biologie le 20 décembre 1890.)

LE PROFESSEUR BROWN-SÉQUARD
AU DOCTEUR GOIZET.

Lundi soir

Très Honoré Cher Confrère J'ai reçu une très longue analyse (8 grandes pages) du travail d'Uspensky. Les résultats sont vraiment de la plus haute importance: même la phtisie galopante arrêtée et les malades gagnant rapidement des forces, augmentant en poids et se débarrassant des symptômes extérieurs (sueurs, etc). Vous êtes le maître du terrain à Paris; faites donc des essais, aussitôt que possible. Uspensky a réussi à améliorer tous ses malades. Vous savez qu'il occupe le sommet de l'échelle médicale à St Pétersbourg. Je vais mieux

J'ai demandé à Dumontpallier de faire paraître votre travail dans nos Mémoires au lieu des Comptes Rendus. Il mérite cette place.

En grande hâte, je vous envoie mes cordiales salutations.

C. E. Brown-Séquard

LA VIE PROLONGÉE

PREMIÈRE PARTIE

CHAPITRE I

Communication faite par le Dr Brown-Séquard à la Société de biologie sur la puissance dynamogéniante chez l'homme d'un liquide extrait des testicules d'animaux vivants ou venant de mourir. — Comment elle fut accueillie. — De l'influence fâcheuse du côté grivois que certains esprits bornés donnèrent à la question, en affectant de ne considérer le vaccin Brown-Séquardien que comme un aphrodisiaque. — Notre appréciation.

Dans le courant du mois de juin 1889, le docteur Brown-Séquard faisait à la Société de biologie la déclaration suivante :

J'ai soixante-douze ans ; je suis, en général, en très bonne santé, à part du rhumatisme et du mérycisme.

Ne prenant pas d'exercice depuis plus de trente ans, ma vigueur naturelle, qui a été considérable, a graduellement diminué et, depuis dix ou douze ans, je suis devenu très faible.

Le 15 mai dernier, avec l'assistance de MM. d'Arsonval et Hénocque, après avoir lié le plexus veineux testiculaire, j'ai fait, sur un chien, âgé de deux à trois ans, très vigoureux, l'ablation d'un des testicules. Après avoir coupé en petits morceaux la totalité de cet organe, avec une grande partie du vaisseau déférent, j'ai jeté tous les morceaux dans un mortier, en y ajoutant une minime quantité d'eau. On a procédé alors au broiement, à l'écrasement de ces parties, de façon à en faire sortir autant de jus que possible. Après une nouvelle addition d'eau, on a versé tout le liquide obtenu et les portions de glande aussi, sur un excellent filtre en papier. La filtration s'est faite lentement et l'on a recueilli 4 centimètres et demi d'un liquide peu transparent et légèrement teinté de rose. Je me suis injecté sous la peau d'une des jambes près d'un centimètre cube de ce liquide, le lendemain et le surlendemain, ainsi que les 24, 29 et 30 mai, et le 4 juin je me suis fait de nouvelles injections, dont les cinq dernières ont été faites avec du liquide retiré de cobayes jeunes ou adultes, mais très vigoureux. Le nombre des injections a été de dix, presque toutes aux jambes, les autres à la cuisse et au bras gauche. Dans tous ces cas, la proportion du liquide retiré des testicules n'a jamais été au-dessus d'un cinquième de son mélange avec de l'eau. Chaque injection a été d'environ un centimètre cube de ce mélange. Trois parties distinctes composaient le mélange : 1° du sang ; 2° du sperme; 3° du suc donné par la glande. Ces diverses substances ont été employées simultanément.

Dans presque tous les cas, je me suis servi du filtre Pasteur. Le liquide employé était transparent et incolore. Toutes les injections ont été un peu plus douloureuses que celles d'eau pure ou contenant des alcaloïdes.

Au bout d'un temps assez court, variant de quelques minutes à un quart d'heure, ces douleurs ont disparu; mais, après une demi-heure ou trois quarts d'heure, elles ont reparu et acquis très rapidement, dans la plupart des cas, une grande intensité. Leur violence a été telle qu'il m'a été presque impossible de dormir dans les nuits qui ont suivi toutes les injections.

La durée moyenne de ces douleurs, à leur état de violence, a été de dix à douze heures; mais elles ont, en général, après une très notable diminution, persisté plusieurs jours. En même temps que ce phénomène, une rougeur érythémateuse et même quelquefois des stries d'angioleucite se sont montrées avec du gonflement et de la chaleur, dans une étendue de 2 à 3 centimètres carrés, à l'endroit, non de la piqûre, mais de la partie où le liquide avait été lancé.

Les douleurs et cet état inflammatoire ont été bien plus marqués aux membres inférieurs.

J'aurais pu aisément éviter ces mauvais effets des injections: il aurait suffi pour cela de diluer davantage le liquide extrait de la glande employée.

Mais je tenais à connaître exactement les risques de l'expérience et aussi à obtenir le maximum des bons effets attendus.

Pour ces deux raisons, j'ai préféré employer une liqueur condensée.

Je dois dire que des expériences très nombreuses faites sur des chiens et des lapins m'avaient démontré l'innocuité de ces injections, et que je croyais, conséquemment, pouvoir compter que, si les effets locaux étaient pénibles, il n'y aurait aucun mauvais effet général.

Avant de signaler les effets favorables de ces essais je prie que l'on m'excuse de tant parler de ma personne.

J'espère que l'on comprendra aisément que ma démonstration ne pouvait avoir de valeur que par les détails concernant ma santé, ma vigueur et mes habitudes avant ces expériences et ceux qui ont pour objet les effets produits.

Avant le 15 mai, jour de la première injection, j'étais si faible qu'il fallait toujours m'asseoir après une demi-heure de travail, debout, au laboratoire.

Même lorsque je restais assis tout le temps ou presque tout le temps, pendant mon travail au laboratoire, j'en sortais toujours épuisé après trois ou quatre heures d'expérimentation, et quelquefois il en était ainsi, même après deux heures seulement.

De 1879 à 1881 et depuis deux ans, demeurant assez loin de mon laboratoire, bien que je rentrasse chez moi en voiture, vers six heures, après quelques heures passées au travail expérimental, j'étais si fatigué qu'il me fallait toujours gagner mon lit après avoir pris rapidement une très petite quantité d'aliments.

Très fréquemment, depuis plus de dix ans, l'épuisement était tel, après le travail de laboratoire, que je ne pouvais m'endormir qu'après un temps très long, bien que fort enclin au sommeil, et je m'éveillais excessivement fatigué, n'ayant dormi que très peu.

Le lendemain du jour de la première injection et plus encore les jours suivants (cinq injections ont été faites en trois jours, les 15, 16 et 17 mai), un changement radical eut lieu en moi, et j'eus des motifs plus que suffisants pour dire, le 1er juin, que j'avais gagné au moins toute la force que je possédais il y a de nombreuses années.

Un travail considérable au laboratoire me fatiguait à peine.

Au grand étonnement de mes deux principaux assistants et d'autres personnes, j'étais devenu capable de faire des expériences pendant plusieurs heures, en me tenant debout, ne ressentant aucun besoin de m'asseoir.

Il y a plus : un jour, le 23 mai, après trois heures un quart de travail expérimental de nature fatigante, dans l'attitude debout, je me suis rendu chez moi si peu fatigué que j'ai été capable de me mettre à l'œuvre après dîner, pour la rédaction d'un mémoire sur des questions très difficiles.

Il y a plus de vingt ans que j'avais cessé d'être capable d'en faire autant (1).

(1) Mes amis savent que depuis trente ou quarante ans le travail, après le dîner, m'était impossible, et que j'avais l'habitude de me coucher vers sept heures et demie ou huit heures, et de me mettre au travail, le matin, entre trois et quatre heures. Depuis mes premières injections, j'ai pu faire un travail intellectuel très sérieux pendant deux, trois et même (une fois) quatre heures après mon dîner.

Par suite d'une impétuosité naturelle et aussi pour éviter une perte de temps, j'ai eu, jusqu'à l'âge de soixante ans, l'habitude de descendre et de monter les escaliers en courant.

Ceci s'était modifié graduellement, et j'en étais arrivé à faire assez lentement ces descentes et ces ascensions.

Il m'était même devenu nécessaire de tenir la rampe dans les escaliers raides.

Après la seconde injection, je constatai que j'avais regagné mes aptitudes perdues, et que j'avais, sans y avoir pensé, repris mes anciennes habitudes.

Mes membres soumis à des mesures de leur force pendant la semaine qui a précédé mes expériences et durant le mois qui a suivi la première injection, ont montré un gain très notable de force.

Les fléchisseurs de mon bras droit mouvaient en moyenne 34 kilogrammes et demi (de 32 à 37 kilogrammes). Après cette injection, cette moyenne s'était élevée à 41 kilogrammes (de 39 à 44 kilogrammes); le gain était donc de 6 à 7 kilogrammes.

Les fléchisseurs de l'avant-bras avaient ainsi recouvré, en très grande partie, la force qu'ils avaient il y a vingt-six ans.

Ils mouvaient, à cette époque (en 1863) 43 kilogrammes (de 40 à 46 kilogrammes) (1).

(1) Depuis mai 1860, j'ai enregistré d'une matière presque continue la force de mon avant-bras.

De cette époque, jusqu'en 1862, je mouvais quelquefois jusqu'à 50 kilogrammes. Durant les trois dernières années, de 1886 à 1889, le maximum que j'ai pu mouvoir a été de 38 kilogrammes. Cette année, avant l'injection, le maximum a été de 37 kilogrammes. Après cette première injection, il a été de 44 kilogrammes.

Je dois dire que si quelques personnes croient que la force mesurée an dynamomètre est très variable, chez le même individu, dans la même journée ou la même semaine, elles arrivent à cette opinion, parce qu'elles ne tiennent pas compte de l'état de santé du sujet et du moment de la journée.

Si la digestion est bonne et si les autres fonctions ne sont pas troublées, on trouve, à la même heure de la journée, que la force, mesurée au dynamomètre, varie tout au plus de 5 à 6 kilogrammes.

Mais il faut pour cela que le sujet fixe toujours l'instrument exactement de la même manière, et qu'il fasse dans toutes les expériences *tout l'effort* qu'il peut faire.

J'ai toujours tenu compte de toutes ces circonstances et, conséquemment, je puis dire que ce que j'ai gagné a été considérable.

J'ai mesuré comparativement le jet de l'urine avant et après la première injection.

Les circonstances, dans les deux cas, étaient les mêmes. Les émissions comparées étaient celles qui suivaient des repas semblables, dans lesquels ce que je buvais et ce que je mangeais était de même espèce et de même qualité.

La longueur moyenne du jet, durant les dix jours qui ont précédé la première injection, a été inférieure d'au moins le quart de ce qu'elle a été durant les vingt jours qui l'ont suivie.

Il est certain, conséquemment, que la puissance de la moelle épinière sur la vessie a augmenté considérablement.

La plus pénible peut-être des infortunes de la vieillesse consiste dans une diminution de la puissance de défécation.

L'expulsion des matières fécales était devenue chez moi, depuis une dizaine d'années, extrêmement laborieuse, et elle était même presque impossible sans l'emploi de purgatifs et de moyens artificiels.

Je faisais usage, régulièrement, de laxatifs, moins contre la constipation, qui n'était que rarement très considérable, que pour augmenter l'action motrice des parois intestinales.

Dans les quinze jours qui ont suivi la première injection, un changement radical est survenu dans l'acte réflexe de la défécation.

D'une part, j'ai eu bien moins besoin de laxatifs, et, d'autre part, l'expulsion des matières fécales les plus rebelles a pu se faire sans assistance mécanique et aussi sans lavement.

Il y a donc eu là un retour à l'état normal d'il y a nombre d'années.

J'ajoute que le travail intellectuel m'est devenu plus facile qu'il n'a été depuis très longtemps, et que j'ai regagné, à cet égard, tout ce que j'avais perdu.

Je puis dire que d'autres forces non perdues, mais diminuées, se sont notablement améliorées.

———

Faite par un homme de l'importance du docteur Brown-Séquard, cette communication devait produire une véritable sensation dans le monde scientifique et bientôt après dans le public ; et, certes, personne n'aurait pu se douter de la façon dont elle serait accueillie.

Un grand nombre de gouailleurs ignorants et de savants sceptiques, ne tenant aucun compte de la valeur personnelle de l'auteur de cette découverte, répondirent à cette importante communication par des sarcasmes ou par l'indifférence, oubliant même que, dans l'unique intérêt de la science et de l'humanité, Brown-Séquard n'avait pas craint d'expérimenter sur sa personne, au prix de cruelles souffrances et de réels dangers, les effets de l'agent nouveau.

Se moquer des choses qu'on ne peut justement apprécier sans les avoir contrôlées est une tendance mauvaise qui devrait être l'apanage exclusif de l'ignorance : aussi n'avons-nous jamais pu comprendre la conduite des membres de la Société de biologie en cette circonstance solennelle.

La génération ne joue-t-elle pas, dans l'ensemble des fonctions physiologiques qui constituent la vie humaine, un rôle aussi important que n'importe quelle autre ?

En même temps que cette fonction est une source de joies, il ne faut pas oublier que c'est en elle seule que réside l'éternité de la race, c'est-à-dire de l'humanité.

S'il s'était agi des glandes salivaires, du foie ou du pancréas, personne n'eût jamais songé à rire; je ne sache pas pourtant que les glandes salivaires, le foie ou le pancréas aient une importance plus grande que les testicules, source de la vie et de la création.

Il n'y a du reste qu'en France que les choses se soient passées ainsi. A l'étranger, les médecins com-

mencèrent immédiatement les expériences et s'empres-
sèrent d'envoyer au maitre les résultats de leurs nombreuses et intéressantes observations.

En France, les moins hostiles affectèrent de ne
voir dans le vaccin séquardien qu'un aphrodisiaque,
sans vouloir comprendre que la force nouvelle agit
sur tout l'organisme et que, dans ces conditions, les
fonctions génésiques doivent également bénéficier des
effets généraux qui se manifestent au fur et à mesure
de la régularisation des fonctions physiologiques.

Mais on ne voulut pas plus examiner la question
que si Brown-Séquard, au lieu d'avoir fait une découverte géniale, avait été pris subitement de folie érotique; et cette impression coupable fut si unanime
qu'un grand nombre de médecins en subissent encore
aujourd'hui la fâcheuse influence.

Ce n'est qu'à force de faits éclatants et répétés que
je suis arrivé peu à peu à les rallier à la vérité.

Combien les choses eussent été différentes, si le
corps savant avait reçu la communication du maitre
avec tout le respect qui lui était dû et la dignité
qu'une aussi docte assemblée, dont toute la science
repose sur la précision des faits, ne devrait jamais
abandonner!

Quant à moi, très frappé par la communication du
savant professeur, je résolus d'étudier la question avec
tout le soin qu'elle me semblait devoir comporter.

CHAPITRE II

Ce qu'est Brown-Séquard. — Importance que devait avoir nécessairement une méthode présentée par lui. — Ma première visite au maître. — Ma conviction qu'il était dans le vrai, et ma résolution de me consacrer à l'exercice de sa méthode. — Mon premier malade. — Guérison d'un affaibli. — Ma communication à ce sujet à la Société de Biologie. — Certitude de l'efficacité du nouveau remède comme reconstituant.

Nous n'avons pas à révéler au monde des savants ce qu'est le docteur Brown-Séquard ; mais nous devons le dire au grand public auquel nous nous adressons aujourd'hui, afin qu'il sache bien de quelle importance doit être toute affirmation de cet homme éminent.

Professeur de médecine au Collège de France, membre de l'Institut, c'est-à-dire au sommet de la gloire que l'on peut acquérir dans la carrière qu'il a suivie, le docteur Brown-Séquard occupe dans le monde scientifique universel une des premières places, sinon la première, et la France doit être fière de pouvoir le compter au nombre de ses plus célèbres enfants.

Ses travaux sur le système nerveux sont classés par les médecins du monde entier parmi les œuvres les plus remarquables, et le font, à juste titre, l'égal de Claude Bernard.

Après avoir lu et relu la communication à la Société de Biologie, je la trouvai claire dans l'exposé, précise dans les faits, possédant en tous points les précieuses qualités qui font de son auteur un écrivain scientifique de premier ordre. Dès lors, pressentant les nombreux et bienfaisants résultats qui devaient sortir de l'application de cette force nouvelle, j'allai voir le maître, afin de m'assurer par moi-même qu'une illusion sénile ne l'avait point égaré.

Cette visite marque dans ma vie une journée trop importante, pour qu'elle ne soit pas restée dans mon esprit aussi présente en ses moindres détails que si j'étais à son lendemain.

Pendant plusieurs heures, le maître se montra aussi lucide et aussi puissant que jamais, mettant sous mes yeux les nombreux documents qu'il possédait, m'expliquant la marche et les résultats de ses études, les appuyant de tant de preuves, que je le quittai aussi convaincu que lui-même et décidé à me mettre immédiatement à l'œuvre.

L'occasion ne se fit pas attendre.

Un de mes voisins, M. Masseron, sculpteur, 7, rue de la Fidélité, dont j'étais le médecin depuis dix-huit ans, me sollicita de le traiter par le vaccin séquardien, et je pus ainsi immédiatement tenter ma première expérience.

Ce fut un véritable succès.

Voici du reste l'observation que j'ai communiquée à la Société de Biologie le 7 novembre 1890 :

OBSERVATION I

M. Masseron, sculpteur, soixante-neuf ans, tempérament sanguin, d'une force musculaire bien au-dessus de la moyenne,
doué d'un appétit excellent qu'il mettait à profit sans excès et
d'une activité intellectuelle considérable, n'avait jamais été
malade avant 1887. Au mois de juillet de cette année, tra-
vaillant dans son jardin sous un soleil ardent, il s'affaissa tout
à coup sans souffrance, ses jambes refusant de le porter. Il ne
put se relever sans aide, et ce fut quelques jours après seulement qu'il recommença à marcher. Depuis lors, les membres
inférieurs ont toujours été lourds et sans forces. La paraplégie
était incomplète, mais l'influx nerveux était insuffisant au bon
fonctionnement des jambes.

Peu à peu, de nouveaux symptômes se manifestèrent ; la
constipation opiniâtre, l'incontinence d'urine pendant la nuit,
un état catarrhal des bronches presque constant, un peu
d'œdème malléolaire le soir, un développement exagéré de
l'embonpoint : tel fut, au physique, le fâcheux cortège qui fit
progressivement son apparition. Au moral, la gaieté habituelle
avait disparu, la mémoire avait considérablement baissé et la
faculté de travail était presque nulle.

Au mois de décembre dernier, M. Masseron ne pouvait plus
quitter son appartement, et ses forces déclinaient rapidement,
quand il fut violemment atteint par l'épidémie d'influenza.

Obligé de m'absenter pour plusieurs semaines, mon malade
fut confié aux soins du docteur Caresme. Malgré tous les efforts
de mon savant confrère, M. Masseron allait de plus en plus
mal, si bien qu'à mon retour je le trouvai dans un état qui ne
laissait guère d'illusion sur le dénouement fatal et prochain.
Le cœur était très affaibli, l'œdème avait envahi les jambes, les
cuisses et le péritoine ; les poumons engoués dans toute leur

étendue, les bronches remplies de sécrétions que la toux était impuissante à expulser rendaient la respiration difficile ; la fièvre était intense, l'appétit nul, le délire presque constant. Les forces étaient déprimées à ce point que M. Masseron ne pouvait plus se remuer dans son lit. Les évacuations d'urine et de matières fécales étaient involontaires; enfin, le malade était au plus bas. A force de soins, M Masseron, avec des alternatives de mieux et de plus mal, atteignit le mois de mai, sans me laisser pour cela le moindre espoir de le remettre sur pied.

Ce fut à ce moment que M Masseron me demanda de pratiquer sur lui les injections du suc testiculaire, d'après la méthode du professeur Brown-Séquard. Il mit une telle insistance dans sa résolution que je consentis à faire l'essai de la méthode de l'illustre maître. Une fois bien renseigné sur le *modus operandi*, je me mis en mesure, et la première séance eut lieu le 21 mai dernier.

Je fis une séance quotidienne pendant dix jours consécutifs, à raison de trois injections par jour, espacées à un quart d'heure d'intervalle pendant les huit autres jours. Chaque injection était d'un centimètre cube de liquide testiculaire étendu de huit fois son poids d'eau. L'animal choisi était le cobaye, âgé de trois mois environ (1). Le liquide était frais et filtré au filtre Pasteur. Les précautions d'antisepsie et d'asepsie avaient été prises avec tout le soin possible.

Les quatre premières injections produisirent une grande agitation pendant la nuit, et il y eut même des frissons assez violents. Mais, malgré le manque absolu de sommeil, le malade était moins abattu pendant le jour depuis la deuxième séance; sa voix était moins faible, il pouvait faie quelques mouvements dans son lit.

(1) M. Hénoque a constaté d'une manière positive que les cobayes mâles commencent à coïter efficacement dès l'âge de deux mois, et M. Brown-Séquard enseigne que le suc testiculaire de cobayes de deux à quatre mois a plus de puissance que celui d'animaux plus âgés.

Ce qui me frappa surtout, ce fut le relèvement du moral qui devenait chaque jour moins affecté, et le sourire de M. Masseron à chacune de mes visites était pour moi un reflet de l'espoir qui renaissait en lui. Le sixième jour, le mieux s'accentua. Le cœur était plus fort, les urines plus abondantes, les sphincters avaient repris de la tonicité. Le neuvième jour, l'incontinence d'urine avait presque entièrement cessé, les matières fécales pouvaient être retenues et les lavements pouvaient être gardés. Le malade se tenait assis sur son lit sans le secours de personne, le ventre était désenflé, les membres inférieurs moins durs et moins gros, l'œdème s'en allait, la respiration était plus libre, l'expectoration plus facile, la fièvre avait disparu, l'appétit revenait. M. Masseron se sentait renaître. Le dixième jour, il descend de son lit presque seul et reste levé pendant une heure ; le onzième jour, il fait quelques pas dans la chambre sans fatigue, et le lendemain, à mon grand étonnement, je le trouve descendu à l'étage inférieur, dans son atelier. J'avais suspendu le traitement depuis deux jours pour laisser reposer les cuisses et les bras qui étaient douloureux par le grand nombre de piqûres. Je repris le 10 juin, après dix jours de repos, et fis sept séances consécutives jusqu'au 17 juin. Le mieux avait continué en progressant jusqu'au 8 juin, mais restait stationnaire depuis deux jours, à la suite d'une légère indigestion : c'est ce qui motiva la reprise du traitement. Dès le 12, l'amélioration progressa rapidement. La gaieté était tout à fait revenue le 17 ; la parole était libre et forte, la faculté de travail presque complète. M. Masseron travaillait plusieurs heures par jour à son album annuel avec une ardeur qu'il ne connaissait plus depuis deux ans.

Le 17, le malade étant très bien, je suspends à nouveau le traitement. Le mieux continue. M. Masseron ne tousse plus, dort toute la nuit, mange avec grand appétit et digère fort bien. Il marche sans canne, surveille son atelier et commence à sortir au milieu du jour pour une petite promenade à pied.

Le 27 juin, il va de Saint-Laurent à la rue de Rivoli, en suivant les boulevards.

Le 1ᵉʳ juillet, je reprends le traitement suspendu depuis le 17 juin et je fais encore cinq séances jusqu'au 20. M. Masseron allait aussi bien que possible. Le cœur avait complètement repris ses fonctions ; l'œdème avait disparu depuis plus de quinze jours, ne reparaissant pas même le soir ; la respiration ne laissait rien à désirer, la toux avait cessé ; les nuits étaient bonnes, l'appétit excellent, les organes de la génération semblaient vouloir se réveiller, l'esprit était libre, vif et gai. Les jambes seules, quoique beaucoup plus vigoureuses qu'elles n'étaient depuis plus de dix-huit mois, sont encore faibles.

M. Masseron partit à la campagne, à Pierrefitte, le 25 juillet. Il a cessé tout traitement depuis le 20 du même mois, et la guérison, loin de se démentir, n'a fait que s'accentuer depuis trois mois.

M. Masseron a eu vingt-deux séances et cent seize injections d'un centimètre cube de liquide testiculaire provenant de jeunes cobayes. Je n'ai eu à noter aucune complication inflammatoire du fait des injections.

Si l'on considère :

1° L'état déplorable dans lequel se trouvait le malade lorsque je commençai l'application de la méthode ;

2° La cessation absolue de toute autre médication ;

Il faut bien admettre que c'est seulement aux injections de liquide testiculaire que peut être attribué le relèvement rapide des forces du malade et de son retour à la santé.

On peut conclure aussi que les injections, faites avec toutes les précautions qu'elles exigent, ne présentent pas le moindre danger. J'en ai pratiqué jusqu'à ce jour plus de cinq mille sans avoir jamais constaté le moindre accident.

Depuis cette époque, c'est-à-dire après seize séances de quatre injections chacune, l'état de M. Masseron s'est maintenu, et, dès que l'incontinence d'urine se manifeste, ce qui s'est produit à des intervalles éloignés, une ou deux injections suffisent à la faire complètement disparaître.

Ma première cure par l'application du vaccin séquardien ne pouvait que m'encourager dans ma résolution de me consacrer exclusivement à l'exercice de la méthode nouvelle.

N'avais-je pas obtenu un succès inespéré et convaincant ?

Lorsque j'avais, au retour d'un voyage en Algérie, soigné de nouveau mon client, il venait d'être gravement atteint par l'influenza, et, pendant mon absence, tous ceux qui le connaissent, et en particulier le médecin qui m'avait remplacé, l'avaient considéré comme perdu.

Les remèdes que je lui avais appliqués n'étaient certainement pas restés sans effet; mais l'amélioration obtenue était si faible, souvent arrêtée complétement par des rechutes fréquentes, que je commençais à désespérer de sa guérison, lorsqu'il me demanda de lui injecter le vaccin séquardien.

C'est donc bien à ce vaccin seul qu'est dû l'heureux résultat, c'est-à-dire la guérison complète de M. Masseron, qui ne pouvait me prouver mieux sa reconnaissance qu'en m'autorisant à publier son nom dans cet ouvrage, afin que personne ne puisse contester la scrupuleuse véracité des faits que je viens d'exposer.

Dès lors, je ne pouvais douter qu'une force nouvelle était découverte, puisqu'aussitôt que j'avais expérimenté la méthode Brown-Séquard sur M. Masseron, j'avais abandonné toute autre médication et interrompu le traitement antérieurement prescrit par mon confrère et par moi.

En outre, à cette époque, le professeur Brown-Séquard n'avait appliqué sa méthode qu'à des vieillards dont la sénilité était le résultat de l'âge. Moi, je l'avais expérimentée sur un vieillard affaibli par la maladie : le cas était d'autant plus remarquable.

On verra, par les observations que contient ce livre, combien l'étendue des applications de la méthode est grande.

Si nous avons publié d'abord celle faite par moi sur M. Mas-

seron, c'est qu'elle fut la première preuve expérimentale que
j'acquis de la puissance sur l'homme, même malade, des injections du suc des testicules des animaux vivants ou venant
de mourir.

CHAPITRE III

Du rôle prépondérant que jouent les testicules dans l'organisme. — Infirmes. — Affaiblis. — Eunuques. — Déductions tirées par Brown-Séquard des expériences qu'il fit sur lui-même du suc testiculaire et de sa puissance stimulante chez les animaux et chez l'homme. — Le chien fatigué. — La jument en avant.

I. — L'histoire physiologique et clinique des testicules est pleine de faits intéressants que tout le monde connaît, et qui ne laissent aucun doute sur le rôle important de ces organes.

Qui ne sait qu'à l'égard de leur intelligence, de leur moralité et de leurs puissances physiques, les individus qui, dans l'enfance, ont perdu leurs testicules par maladie ou autrement, ou chez lesquels ces organes sont restés dans l'abdomen (auquel cas ils ne possèdent pas leurs fonctions), sont bien inférieurs aux autres hommes ?

Ce sont des êtres dégradés.

Il ne peut être douteux pour personne que c'est là une preuve que les testicules contribuent largement au développement et au maintien des plus nobles et des plus utiles attributs de l'homme.

Ne dit-on pas d'un homme actif, intelligent, franc,
honnête, courageux et fort : « C'est un véritable mâle ? »
D'un autre côté, il est bien connu que, chez les
hommes non malades, la variété dans le degré des
puissances cérébrales et médullaires (c'est-à-dire de
la moelle) est liée avec une variété très grande aussi
à la puissance testiculaire : plus l'activité spermatique
est grande, plus la puissance des curtus nerveux l'est
aussi.

Tout le monde sait que chez les individus ayant
des testicules malades, chez ceux qui abusent du
coït ou qui sont adonnés à la masturbation, et surtout chez ceux qui souffrent de pertes séminales, il y
a une grande diminution de forces physiques et
morales.

Le livre si instructif de Lallemand sur les pertes
séminales involontaires est rempli de faits décisifs à cet
égard.

L'étude des faits montre que dans ces cas, en outre
des effets fâcheux qui peuvent provenir des irritations
des organes génitaux, il y a des diminutions de force
semblables à celles qu'on observe chez les eunuques,
diminutions qui dépendent incontestablement de ce
que le sang, à cause des émissions spermatiques
fréquentes, ne contient pas en quantité suffisante
les principes que les testicules lui fournissent par
résorption.

Des faits d'un tout autre genre conduisent aussi à la
conclusion que par résorption certaines substances
contenues dans le sperme agissent en augmentant les
puissances des centres nerveux.

Les hommes bien organisés, de l'âge de vingt à

trente-cinq ans, qui, pour un motif ou un autre, restent absolument sans communications sexuelles ou
sans dépense de semence, due à une autre cause quelconque, à part celle qui a lieu quelquefois dans un
rêve érotique, sont dans un état d'excitation s'accompagnant d'une activité mentale et physique, morbide
peut-être, mais très grande.

Cet état de pléthore spermatique démontre aussi
bien la puissance dynamogénique des principes séminaux résorbés que les faits d'anémie spermatique.

J'ai reçu, dans ces derniers mois, les confidences de
bien des gens, âgés de quarante-cinq à cinquante-cinq
ans, qui m'ont affirmé que depuis que leur puissance
sexuelle s'est un peu diminuée, ils ont constaté que
leur puissance physique et intellectuelle s'affaiblissait
après chaque coït et grandissait ensuite graduellement
jusqu'au coït subséquent qui avait lieu de deux à
quinze jours après le premier sans les fatiguer beaucoup ; le coït, comme je l'ai dit, diminuait leur activité ; mais au fur et à mesure que la provision de
sperme se renouvelait ensuite, cette activité s'augmentait et très notablement chez quelques-uns.

II. — Ces faits et d'autres encore m'ont conduit
depuis bien longtemps à l'idée que la faiblesse des
vieillards dépend en partie de la diminution graduelle
de l'activité des testicules.

Dans un cours fait à la Faculté de Médecine de Paris
en 1869, j'avais dit que, s'il était possible d'injecter sans
danger du sperme d'un vigoureux animal dans les veines
d'un vieillard, on obtiendrait probablement une amélioration notable des puissances affaiblies de cet individu.

Des idées de même ordre m'ont conduit à faire, en 1875, de très nombreuses expériences, dont quelques-unes ont donné des résultats fort intéressants, mais dont une seule, cependant, a bien montré l'influence considérable que des testicules d'un jeune animal peut avoir sur un vieux chien.

Depuis quelques années, j'ai eu l'idée de faire, sous la peau d'animaux mâles, âgés et faibles, des injections d'un liquide extrait des testicules de mammifères vigoureux et jeunes.

Des essais faits, il y a neuf mois, sur de vieux lapins, ayant bien démontré, d'une part, l'innocuité du procédé, et, d'autre part. l'importance de son emploi, je me suis décidé à faire sur moi-même des recherches qui me paraissent devoir être, à tous les égards, bien plus décisives que celles faites sur des animaux.

Ainsi s'exprimait le docteur Brown-Séquard dans l'exposé où figure sa première communication, à la Société de Biologie, sur les effets produits chez l'homme par des injections sous-cutanées d'un suc retiré des testicules d'animaux vivants ou venant de mourir.

Et, après avoir constaté les résultats heureux qu'il avait obtenus sur lui-même, il ajoutait :

Il est évident, d'après ces faits, et d'autres dont je n'ai pas parlé, que toutes les fonctions dépendant de la puissance d'action des centres nerveux et surtout de la moelle épinière, se sont notablement et rapidement améliorés par les injections employées.

La dernière de ces injections a été faite le 4 juin, il y a aujourd'hui plus de trois mois et demi.

Pendant plus de quatre semaines, il n'y a eu chez moi aucun changement, toutes les améliorations ont persisté.

Mais graduellement et rapidement, depuis le 3 juillet, j'ai constaté un retour, maintenant presque complet, de l'état de faiblesse qui existait avant la première injection.

Cette perte de force graduelle est une excellente contre-épreuve en ce qui concerne la démonstration de l'heureuse influence exercée sur moi par des injections sous-cutanées d'un liquide retiré des testicules.

Et il concluait en disant :

Dans un nombre considérable de cas, des injections semblables aux miennes ont été faites sans que les individus mis en expérience sussent qu'on cherchait s'ils gagnaient en force, et ce résultat a été obtenu.

Ceux que j'ai signalés ne dépendaient donc pas de mon idiosyncrasie personnelle, ni d'une auto-suggestion sans hypnotisation , et il est bien évident que ce n'est pas par suite d'une illusion que les puissances des centres nerveux s'augmentent, et que c'est bien à une action spéciale du liquide injecté que cet effet est dû (1).

Le suc testiculaire est donc une force dont les animaux comme les hommes fournissent d'irréfutables preuves.

Un chien rentre de la chasse avec son maître, la journée a été rude et le chien est exténué.

_____

(1) Communication du professeur Brown-Séquard à la Société de Biologie.

N'en pouvant plus, il refuse toute nourriture et se couche ; on l'appelle, il ne bouge pas ; à peine daigne-t-il entr'ouvrir les yeux et soulever sa queue, pour donner signe de vie ; la nécessité du repos le domine. Mais, qu'à ce moment même une chienne en rut entre, aussitôt notre chien se lève et vient la flairer ; l'ardeur le gagne, il oublie sa fatigue, et si la chienne fuit, il la suit, gai, alerte, pendant plusieurs jours, sans effort, sans boire ni manger, soutenu par une force qui domine tous ses besoins et combat victorieusement sa lassitude.

Quelle est cette force qui se manifeste au moment précis où les organes génitaux sont dans un état d'éréthisme particulier, en présence de la femelle ?

Cette force n'est autre que le suc sécrété par le testicule qui en opère la diffusion dans l'organisme tout entier. Il est tellement vrai que cette force réside dans le suc testiculaire, qu'aussitôt l'acte du coït accompli, la production du suc s'arrêtant, la fatigue reparait et le chien, tout à l'heure si vigoureux, ne demande que le repos.

Le suc testiculaire qui renferme ce principe de force ne se produit qu'en présence de la femelle ou sous l'influence d'une excitation morbide de l'imagination.

La force une fois produite et répandue dans l'économie, l'abstinence peut l'y maintenir pendant un temps plus ou moins long, tandis que le coït l'épuise immédiatement. Mais, malgré l'abstinence, la force acquise disparaitra au bout de quelques semaines et une excitation nouvelle des testicules deviendra nécessaire à sa reconstitution.

Un autre fait, tout aussi concluant que le précédent
et que tout le monde connaît, est le suivant :

Un cheval entier attelé à une lourde charrette est
arrivé au bas d'une côte qu'il ne peut gravir sans le
secours d'un cheval de renfort.

Au lieu d'atteler un deuxième cheval dont l'effort
viendra s'ajouter à celui du premier, contentez-vous
de placer à quelques pas en avant du premier cheval
une jument que vous n'attellerez même pas et que vous
ferez simplement marcher.

Surexcité par le voisinage de la jument, le cheval
sent ses organes génitaux se gonfler, se tendre par
l'effet de la production du suc testiculaire qui se répand
bientôt dans tout l'organisme; il hennit joyeusement
et monte la côte sans s'apercevoir qu'il traîne un far-
deau naguère trop lourd pour ses forces.

Est-il besoin de dire quelles fatigues est capable de
supporter un homme amoureux, en présence d'une
femme qu'il désire ?

Combien d'autres cas pourrais-je citer encore pour
prouver la théorie !

Par les faits précédents, je crois avoir clairement
démontré que le testicule produit, dans certaines conditions déterminées, un suc particulier qui fournit à
l'homme comme aux animaux un élément de force
d'une puissance considérable.

CHAPITRE IV

Des effets physiologiques et thérapeutiques d'un liquide extrait de testicules d'animaux, d'après nombre de faits où ce liquide a été injecté sous la peau chez l'homme (1).

Depuis la publication des expériences que j'ai faites sur moi-même et qui sont rapportées dans la première partie de ce travail, la presse politique des deux mondes en a parlé sans les connaître et a malheureusement fait naître, chez des milliers d'individus affaiblis par l'âge, par des abus de puissance sexuelle ou par des maladies, des espérances absurdes qui ont dû être promptement déçues. Aux États-Unis surtout, et souvent sans connaître ce que j'avais fait, ni les règles les plus élémentaires à l'égard d'injections sous-cutanées de matières animales, plusieurs médecins ou plutôt des médicastres et des charlatans ont exploité les désirs ardents d'un nombre très considérable d'individus et leur ont fait courir les plus grands risques, s'ils n'ont pas fait pis.

Je voudrais pouvoir dire quels ont été les résultats

(1) Brown-Séquard. Brochure, 1890.

des milliers d'essais d'injections de suc testiculaire qui
ont été faits en Amérique et ailleurs. Malheureusement,
les principaux éléments d'une appréciation sérieuse me
manquent presque complètement, surtout parce que je
ne connais les faits de la plupart des médecins des
États-Unis que par des articles de reporters dans les
journaux politiques. J'indiquerai tout à l'heure les travaux publiés par un certain nombre de médecins ;
mais il importe, pour pouvoir les comparer à ceux
d'autres observateurs, que je fasse connaitre ce qui
ressort des expériences que j'ai faites sur moi-même
et qui sont rapportées dans la première partie de ce
travail.

L'idée qui m'a conduit dans ces expériences a été
que la faiblesse des vieillards dépend, en partie, de
la diminution d'activité des glandes spermatiques. J'ai
cru et je crois encore que les faits que j'ai rapportés
donnent la preuve que la vigueur des centres nerveux
et d'autres parties de l'organisme est liée avec la
vitesse sécrétoire des testicules. Cela étant admis, il
était tout naturel qu'en donnant au sang d'un vieillard,
par injections sous-cutanées, un liquide extrait de
testicules d'animaux jeunes et vigoureux, on arriverait
à suppléer à l'insuffisance de sécrétion spermatique
existant chez lui. Il y avait aussi lieu de croire que,
en outre de cette influence spéciale, le liquide injecté augmenterait aussi l'activité de sécrétion des
testicules.

Il semble, d'après des faits rapportés par des médecins sérieux, que cet effet spécial a été obtenu chez
des vieillards aussi bien que chez des hommes encore
jeunes et épuisés par des excès vénériens.

Quelques personnes ont pensé que toute l'action de certains éléments du liquide injecté consistait en une stimulation des centres nerveux ou d'autres parties. En vérité, il faudrait oublier complètement les plus simples notions sur l'action des agents physiques, des médicaments et des poisons sur l'organisme animal pour accepter une opinion semblable. En effet, nous savons que deux espèces d'effets peuvent être produits par ces agents ou substances : l'un consistant en une stimulation suivie d'une mise en jeu de la partie irritée, l'autre consistant en une augmentation ou en une diminution de puissance d'action. Dans tous les changements que j'ai signalés comme ayant eu lieu chez moi, il n'y a eu de mise en jeu d'aucune puissance, et, de plus, ces changements ont duré des semaines entières (et il y en a un qui dure encore aujourd'hui, plus de six mois et demi après la dernière injection : c'est l'amélioration de la défécation), ce qui suffit pour démontrer absolument que la stimulation n'est pas la cause de ces changements. Il est clair que ce qui a eu lieu est une augmentation de puissance d'action. Ce qui reste à décider, c'est de savoir si c'est une véritable dynamogénie, c'est-à-dire un pur changement dynamique qui a eu lieu.

Quelques-uns des effets sont si prompts à se montrer qu'il semble très probable que, pour eux au moins, c'est là ce qui se produit ; mais d'autres effets sont assez lents, et il paraît certain que c'est à la suite d'un travail nutritif amélioré, c'est-à-dire d'un changement organique, que la force s'augmente dans certaines parties. Le liquide extrait des glandes sexuelles mâles agirait donc probablement en produisant dans quelques

parties une pure dynamogénie, et dans d'autres en
activant la nutrition. On montre une grande ignorance
en soutenant que chez les vieillards un retour vers un
état organique meilleur et ressemblant à celui d'un
âge antérieur est impossible, puisque des changements
organiques dus à une amélioration de la nutrition sont
possibles à tous les âges (1).

Le docteur Variot a le mérite d'avoir été le premier
à étudier sur plusieurs vieillards l'action du suc retiré
des testicules, dans le but de s'assurer si ce que j'ai
trouvé sur moi-même se montrerait sur d'autres per-

(1) En critiquant mes idées, on a dit que les faits bien
connus de dégénération et de dénutrition séniles oppose-
raient des obstacles insurmontables à toute amélioration
réelle de fonction dans les centres nerveux et dans les
appareils moteurs et sensitifs. L'étude de l'excellent ouvrage
de Charcot sur la vieillesse (*Leçons sur les maladies des
vieillards*, Paris, 1868), et de nombre d'autres ouvrages
montre que rien ne caractérise d'une manière absolue ou
constamment la sénilité. Les vaisseaux sanguins s'altèrent
(athérome, anévrisme, etc.); mais si c'était la vieillesse qu
produisait ces altérations, elles se montreraient avec beaucoup
moins de variétés et, sinon au même âge, au moins simultanément avec d'autres changements séniles. Or, il n'en est pas
ainsi : les altérations vasculaires varient d'espèce, qu'elles se
montrent soit seules, soit associées, tantôt avec une espèce
d'altération, tantôt avec d'autres espèces. Qu'un âge avancé
soit favorable au développement de ces changements organiques, ce n'est pas douteux; mais qu'ils soient des phénomènes apparaissant fatalement comme ceux que nous savons
dépendre des âges, cela n'est évidemment pas exact. Il est
clair, au contraire, que ces altérations sont des manifestations
de maladies organiques de certains tissus, qui appartiennent
surtout à un âge avancé.

Si les dégénérations, si les altérations séniles sont des maladies, un jour viendra où l'on pourra les combattre. Je n'ai

sonnes. Je ne puis ici que mentionner très brièvement
ce qu'il a constaté :

OBSERVATION I

Homme, cinquante-quatre ans, atteint d'anémie et de
diarrhée persistante. On fait deux injections de liquide testiculaire. Le soir, sensation de bien-être inaccoutumé, qui dure le
lendemain. Il a, dit-il, la tête plus libre, les membres plus
souples, et plus de force. L'œil est beaucoup plus vif; il peut
marcher sans fatigue, etc. La puissance sexuelle, disparue,
revient.

OBSERVATION II

Homme, cinquante-six ans, ne pouvant guère rester debout
ni marcher pendant quelques instants sans être obligé de
s'asseoir. Après les injections, il gagne en force considérablement, devient gai, plein d'entrain, etc. ; appétit très augmenté.

OBSERVATION III

Homme, soixante-huit ans, quitte peu son lit. Le lendemain
des deux premières injections, il se promène avec plaisir, se
sent plus fort. Appétit extrêmement augmenté. Erection mati-
nale intense; il n'en avait plus eu depuis deux mois. Défécation devenue possible sans lavement.

jusqu'à présent aucun fait à mentionner qui montre que les
injections de liquide testiculaire pourraient produire un changement organique favorable soit pour empêcher, soit pour
retarder, et surtout pour faire disparaître ces changements
morbides. Mais ce n'est pas là ce que j'ai essayé d'établir.
Du reste la question n'est certainement pas de savoir si ces
injections rajeunissent (ce que je crois impossible, si l'on
donne à ce mot son sens vulgaire), la question est de savoir si
l'on peut acquérir les forces d'un âge moins avancé, et ceci
me paraît certain.

Depuis que M. Variot a publié ces trois cas (*Comptes rendus* de la Société de Biologie, 5 juillet 1889, p. 451), il a employé les injections de suc extrait des testicules de lapin ou de cobaye sur nombre d'autres malades. Il ne m'est pas possible de donner une analyse de tous ces cas, dont quelques-uns ont été négatifs. Je n'en mentionnerai que quatre ou cinq.

Un des cas ayant le plus d'importance, parmi ceux du docteur Variot, est celui d'un médecin de soixante ans qui, après un traitement à Vichy, était excessivement faible et se sentait épuisé. Il a, d'après son dire, gagné considérablement en activité cérébrale et en force à l'égard de la puissance musculaire et du pouvoir sexuel. Il n'a eu que quatre injections, faites deux par jour : c'était en août dernier. Il m'écrit, à la date du 6 octobre, que les bons effets ont continué, bien qu'il n'ait pas fait de nouvelles injections.

Dans un autre cas, il s'agit d'un médecin de Paris, de trente-cinq ans, atteint d'impuissance sexuelle et de faiblesse très notable. Après six injections (deux par jour), augmentation de force (50 au lieu de 40 au dynamomètre), et possibilité de relations sexuelles.

Chez un vieillard de quatre-vingt-un ans et demi, sans infirmité marquée, il n'y a pas eu d'effet notable des injections jusqu'après quelques semaines, où il a écrit au Dr Variot que « les injections ont complètement réussi chez lui, et surtout les deux dernières. Je sens, dit-il, une grande augmentation de force sous tous les rapports, et comme si j'avais vingt ou vingt-cinq ans de moins. »

Dans une expérience de contrôle, le docteur Variot

a fait deux injections avec de l'eau teintée de sang, et a constaté que le patient, âgé de cinquante-huit ans, atteint de diarrhée et de bronchite, n'a éprouvé aucun bon effet. Sans qu'il fût prévenu d'un changement de liquide, la liqueur retirée d'un testicule d'animal fut injectée, et, dès le lendemain, cet homme a affirmé qu'il était beaucoup mieux, qu'il avait le cerveau plus libre, et qu'il éprouvait un bien-être inaccoutumé. Les érections ont reparu, quinze jours après l'injection dernière. Il dit avoir été remis sur pied par cette injection, dont les bons effets ont persisté plus d'un mois etdemi.

Un travail très intéressant a été publié par un des plus distingués médecins de New-York, le docteur H. P. Loomis (*The Medical Record*, aug. 24, 1889, p. 206), rapportant des faits d'injection du liquide retiré de testicules de mouton. Malheureusement, ces injections, comme celles pratiquées par d'autres médecins qui ont répété mes expériences, ont été faites presque exclusivement sur des malades. Les cas favorables ont été ceux de vieillards âgés de cinquante-six ans, de soixante-deux ans et de soixante-dix-sept ans (c'est le plus remarquable de tous). Sept autres malades n'ont pas eu de bons effets ou ont vu leur maladie s'aggraver (ceci a eu lieu dans un cas de rhumatisme et un cas d'ataxie locomotrice) (1).

Je ne dirai qu'un mot d'un mémoire d'un médecin bien connu, le docteur W. A. Hammond (*The N.-Y. Medical Journal*, aug. 31, 1889, p. 232). Ce travail

(1) Je connais cinq cas d'ataxie locomotrice, en outre de celui du Dr Loomis, où les injections du suc testiculaire ont été employées. Le mal ne s'est aggravé chez aucun, mais deux

contient neuf observations qui toutes, à part une, où l'injection avait été faite sur une femme, montrent des effets extrêmement favorables, non seulement contre la faiblesse, mais contre diverses maladies et surtout certaines affections du cœur.

Un autre médecin américain, le Dr Brainord, de Cleveland (Ohio), jusqu'au 15 août dernier, avait employé les injections sur vingt-cinq personnes, dont cinq femmes. La plupart de ces individus étaient des malades, et des effets extrêmement favorables ont été obtenus chez presque tous. Le liquide employé était retiré de testicules de mouton, comme dans les cas des docteurs Loomis et Hammond.

J'ai reçu du Dr Dehoux, de Paris, et du Dr Gregorescu, de Bucharest, deux faits particulièrement favorables.

Je n'ai plus à parler que des recherches du Dr Villeneuve, qui ont paru dans le *Marseille médical* (30 août 1889, p. 458), et qui sont très intéressantes à plusieurs égards. Il s'est servi de testicules de chien, de cobaye ou de lapin. Chez des malades atteints d'affections plus ou moins graves, il n'y a eu aucun effet favorable après deux injections. Au contraire, chez d'autres et même chez un blessé âgé de quatre-vingt dix ans, il y en a eu de très nets, surtout chez un homme de cinquante ans, dont le cas a été très bien étudié, et qui a obtenu une augmentation très considérable à tous égards, et en particulier en ce qui concerne son activité cérébrale (p. 465) (1).

malades n'ont pas eu de changement de leur état ; deux ont eu une amélioration légère, mais le cinquième a obtenu une amélioration des plus considérables.

(1) M. Villeneuve a employé un liquide extrait d'ovaires

Les faits que j'ai signalés et nombre d'autres encore
ne permettent plus de supposer que ce que j'ai
observé sur moi ait dépendu, en partie ou entièrement, d'une idiosyncrasie spéciale ou d'une auto-
suggestion.

Malgré l'insuffisance de détails dans toutes les observations publiées jusqu'ici, malgré le nombre de criti-
ques que l'on a incontestablement le droit d'adresser à
la plupart d'entre elles, il en ressort néanmoins, et
d'une manière évidente, que le suc testiculaire employé a produit sur les centres nerveux tous les effets
dynamogéniques que j'ai observés sur moi-même, et
d'autres encore, quelques-uns dans certains cas, le
reste dans d'autres cas. Mais la recherche des effets
produits a été si incomplète, dans la plupart des cas,
que rien n'a été observé, tantôt à l'égard de certains
d'entre eux, tantôt à l'égard de certains autres. Rien
ne montre qu'ils n'existaient pas ; mais, je le répète,
chacun des faits signalés par moi a été observé un
très grand nombre de fois. D'autres phénomènes
de dynamogénie ont été aussi trouvés chez des
malades, et surtout dans des cas de faiblesse de l'action
du cœur.

Il n'est donc pas douteux que les injections sous-
cutanées du suc dilué, extrait de testicules d'animaux
vivants ou venant de mourir, possèdent sur les centres
nerveux une puissance dynamogénique considérable,
au moins chez un grand nombre d'individus. Il
n'est pas douteux aussi que ces injections soient

cobayes sur une femme privée de ses ovaires, et il en a obtenu
des effets extrêmement remarquables (p. 466).

sans danger lorsqu'elles sont faites avec toutes les précautions que les médecins instruits savent être essentielles lorsqu'on introduit sous la peau des matières animales.

CHAPITRE V

Composition du suc testiculaire. — De ses éléments
et de leur efficacité respective.

Le vaccin séquardien se compose de trois éléments principaux, qui sont : le sang, le sperme et le suc spécial qui se produit dans l'appareil génital du mâle sous l'influence de l'excitation résultant de la présence de la femelle.

Quel est celui de ces trois éléments qui constitue le principe actif du vaccin ? Pour répondre à cette question, j'ai fait les expériences suivantes : Prenant quatre vieux chiens que nous désignerons par les numéros 1, 2, 3, 4, j'ai injecté :

Au n° 1, du sperme;

Au n° 2, du sang;

Au n° 3, du suc proprement dit;

Et enfin, au n° 4, du vaccin complet.

Sur les numéros 1 et 2, je n'ai obtenu qu'un résultat des plus médiocres, presque entièrement négatif, tandis que, sur les numéros 3 et 4, le suc testiculaire proprement dit et le vaccin séquardien complet ont produit des effets identiques et d'une grande puissance.

Cette expérience suffit pour donner la solution exacte de ce problème important. Et aujourd'hui il n'est pas douteux que le principe actif du vaccin est le suc testiculaire proprement dit.

Le sang et le sperme pris dans les régions voisines du testicule ou dans le testicule lui-même ne doivent les faibles effets qu'ils produisent qu'à la présence d'une petite quantité de suc testiculaire proprement dit qu'il a été impossible d'éliminer complètement.

Un nouvel élément de force a donc été découvert, et cet élément est bien le suc testiculaire proprement dit. C'est à lui que le vaccin séquardien, dont il est un des éléments constituants, doit sa puissance.

——— ——— ———

CHAPITRE VI

*Des inconvénients graves qu'offrait la méthode à son
origine. — Injections douloureuses. — Accidents et
cas nombreux de septicémie. — Indispensabilité d'y
remédier. — Comment j'y suis arrivé. — Le vaccin
rendu inoffensif. — Impureté fâcheuse. — Filtrage.
— Appareils Pasteur et d'Arsonval. — Le mâchefer
et les courants électriques. — Pureté et limpidité. —
Conservation du vaccin.*

Dans la communication faite par le Dr Brown-
Séquard à la Société de Biologie, le savant médecin
constate les troubles généraux et les douleurs que lui
faisaient éprouver les injections.

Si ces inconvénients, malgré leur importance, n'é-
taient pas de nature à arrêter Brown-Séquard dans ses
expériences, ils n'en constituaient pas moins un obstacle difficile à vaincre sinon invincible dans l'application
de la découverte aux personnes affaiblies ou malades
pour lesquelles la souffrance est un grand sujet d'ap-
préhension et d'inquiétude.

En outre, des accidents m'avaient été signalés, les injections avaient produit des furoncles, des abcès, des phlegmons, de la lymphite et même des accidents généraux de septicémie, tels que fièvre, frissons, etc., etc....

Il était urgent de parer à tous ces dangers, de faire disparaître tous ces impédiments, si l'on ne voulait pas, dès le début, voir s'élever une barrière infranchissable, rendant impossible pour toujours l'application de la méthode dans les proportions qu'elle comporte. C'était restreindre les bienfaits de cette force incomparable à quelques personnes privilégiées douées d'un courage exceptionnel.

Je m'attelai solidement à la besogne, et ne fus pas long à triompher du premier obstacle, la douleur.

La douleur tient : 1° à l'introduction de l'aiguille sous la peau ; 2° à la causticité même du vaccin qui, une fois introduit dans le tissu cellulaire, cause pendant quelques minutes une très vive brûlure.

Pour diminuer la douleur causée par l'aiguille, je me contentai de réduire le calibre de celle-ci à des proportions extrêmes de finesse. Ce moyen réussit à merveille, et c'est à peine si les malades accusent aujourd'hui la plus faible sensibilité au moment de l'introduction de l'instrument.

Pour diminuer la causticité du vaccin, je l'étends d'eau dans des proportions telles que sa présence dans les tissus n'est guère plus douloureuse que celle de l'eau distillée.

Mais, en diminuant le degré de concentration du vaccin, n'avais-je pas détruit ou tout au moins atténué sa puissance ?

De nombreuses expériences ont résolu victorieusement la question en démontrant que le vaccin atténué
conserve toutes ses propriétés, à la condition d'élever
la dose.

Le premier point était donc élucidé au gré de mes
désirs.

Le deuxième obstacle, beaucoup plus grave parce
qu'il était un danger réel même de mort, ne pouvait
être vaincu qu'à la condition expresse de préparer
un vaccin d'une pureté absolue, privé de tout principe septique et par conséquent d'une innocuité complète.

La première condition à remplir pour arriver à mon
but était de filtrer rapidement le liquide obtenu de la
trituration des testicules, afin qu'il n'eût pas le temps
de fermenter pendant le filtrage. Je me servis d'abord
des filtres en papier, réputés les meilleurs, tels que
ceux de Berzélius et autres ; mais je reconnus bientôt
leur insuffisance et dus les abandonner.

En effet, le vaccin ainsi préparé occasionnait à
chaque instant des abcès, des furoncles, de la lymphite, etc., etc.

Je me servis alors du filtre Pasteur, qui a sur les
filtres en papier une incontestable supériorité au point
de vue de la pureté du liquide obtenu, mais qui présente un grave inconvénient : je veux parler de la
lenteur du filtrage, lenteur telle qu'avant d'avoir pu
obtenir la quantité suffisante de liquide pour une seule
séance, je me trouvais déjà en présence d'un commen
cement de fermentation dans le liquide ainsi filtré, et
l'opération était à recommencer.

L'inconvénient était radical, et il fallait y remédier

avant tout, pour que la solution du problème fût possible.

Le professeur d'Arsonval, à qui je soumettais mes
ennuis, et qui avait souvent éprouvé, au Collège de
France, les mêmes déboires que moi, imagina d'augmenter la rapidité du filtrage en adaptant au filtre
Pasteur un réservoir d'acide carbonique liquide qui
permet d'exercer sur le mélange à filtrer la pression
énorme de quatre-vingts atmosphères. Cette force considérable provoque en effet un filtrage très rapide.

Ce système, en outre de sa promptitude, offre de
grands avantages. Les propriétés antiseptiques de l'acide
carbonique, la haute pression qui le fait pénétrer au
travers du liquide à filtrer et le froid que produit la
détente du gaz, sont autant d'éléments de stérilisation
qui font que le vaccin sorti de cet appareil nouveau
n'est plus apte à fermenter.

Le filtre d'Arsonval, pour toutes ces raisons, me
parut devoir résoudre le problème, et je croyais avoir
atteint mon but, lorsque je constatai qu'au bout de
quelques jours le vaccin se troublait et que la fermentation se manifestait d'une façon évidente.

Malgré cette constatation fort contrariante, je ne me
décourageai pas, en me disant que, si le système d'Arsonval n'était pas irréprochable, il ne m'avait pas
moins fait faire un pas considérable, en me donnant la
rapidité du filtrage du liquide et un degré notable de
sa stérilisation. Donc, si imparfait qu'il fût, ce système
était un progrès énorme que je ne devais pas négliger
pour arriver au but définitif.

Après de nombreux essais plus ou moins satisfaisants, mais dont aucun ne me contenta complètement,

4

je filtrai le liquide obtenu au moyen de l'appareil d'Arsonval sur des scories ferrugineuses appelées mâchefer, recueillant le vaccin dans un tube perforé à ses
extrémités et traversé par un courant électrique continu.

Sous cette double action, j'obtins la stérilisation
absolue.

Cette manière de filtrer non seulement résolvait complètement la question, mais l'élargissait considérablement par son merveilleux résultat de joindre la stérilisation parfaite du vaccin à la promptitude du filtrage,
c'est-à-dire de supprimer tous les inconvénients qui
jusqu'alors avaient laissé la préparation du vaccin séquardien dans des conditions si défectueuses.

Désormais le vaccin pouvait être dilué et inoculé
sans douleur et sans le moindre danger, en raison de
sa stérilisation absolue. En outre, enfermé dans un vase
bien clos, à l'abri de toute contamination extérieure,
il pouvait se conserver indéfiniment et être transporté
aux plus grandes distances sans perdre aucune de ses
propriétés.

Grâce à ce résultat obtenu, la vulgarisation de la
méthode est assurée.

CHAPITRE VII

Transport du vaccin. — Les ampoules de verre. — Manière de les remplir et de les vider. — Le traitement par correspondance.

L'expérience nous a démontré que, pour maintenir les résultats acquis, il suffit, lorsqu'ils tendent à disparaître, de faire, de temps en temps, une ou deux injections.

Cette nécessité de renouveler les injections pouvait empêcher bien des malades de conserver indéfiniment les bons effets obtenus par le traitement. Les occupations, l'éloignement, l'impossibilité du déplacement, les frais qu'il occasionne sont autant d'obstacles qui viennent se dresser devant la bonne volonté des malades. Il était donc indispensable de trouver le moyen de transporter, sans qu'il puisse s'altérer, le vaccin stérilisé par mes procédés de filtrage.

Pour arriver à ce résultat, je fis fabriquer des ampoules de verre d'une contenance de quatre centimètres cubes de vaccin renfermant le liquide nécessaire à une, deux et même trois séances d'inoculation, suivant la dose prescrite au malade et ayant la forme que voici :

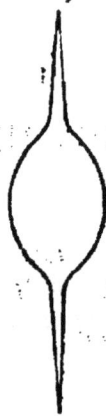

Mais la stérilisation du contenant étant aussi indispensable que celle du contenu, pour remplir l'ampoule, voici comment je procède :

Je passe l'ampoule à la flamme d'un chalumeau, puis, lorsqu'elle est suffisamment chaude, je ferme hermétiquement, toujours à l'aide du chalumeau, l'une de ses extrémités.

Je chauffe de nouveau et ferme sa seconde extrémité, de la même manière que la première.

Cette opération produit le vide et stérilise complétement le récipient.

Il n'y a plus qu'à introduire le vaccin dans l'ampoule sans le contaminer.

Voici comment j'y arrive :

Après avoir plongé l'ampoule dans le liquide comme l'indique la figure ci-dessous,

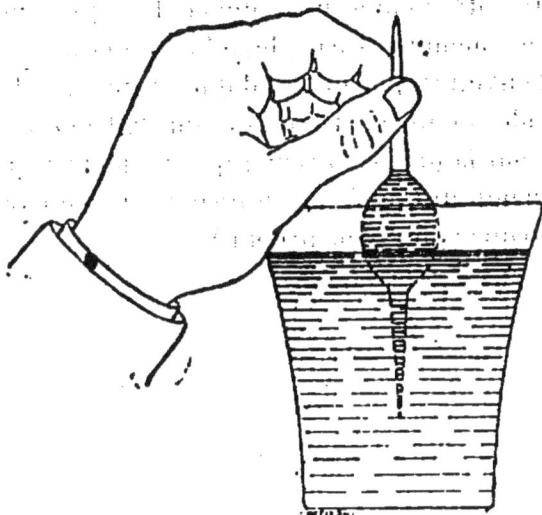

à l'aide d'une pince d'argent, je brise l'extrémité infé-rieure, et aussitôt le liquide remplit l'ampoule, dans laquelle il monte de lui-même en raison du vide préa-lablement fait par le chauffage.

L'ampoule une fois remplie, je la retourne et ferme au chalumeau l'extrémité que j'ai ouverte.

Le vaccin ainsi abrité contre tout contact avec l'air extérieur, renfermé dans une ampoule stérilisée aussi parfaitement qu'il a été stérilisé lui-même, est à l'épreuve de toutes les distances, de toutes les tempé-ratures.

Il ne fermentera jamais.

Dès que l'on sut que le remède était transportable

et pouvait être appliqué par tout le monde, en observant certaines précautions et en procédant de la façon que je vais décrire, c'est à grand'peine que je pus satisfaire aux nombreuses demandes qui me furent adressées, même des pays les plus lointains.

Les nouvelles que m'ont données un grand nombre de malades et de médecins qui ont fait usage des ampoules sont la preuve absolue que ni le transport ni le temps n'ont diminué la puissance incomparable du vaccin séquardien bien préparé.

CHAPITRE VIII

Manière de faire les injections. — Précautions préli-
minaires. — Du choix de la seringue. — Des
aiguilles. — Nettoyage de l'instrument. — Examen
du piston. — Chargement. — Expulsion de l'air. —
Solution antiseptique. — Vérification des ampoules.
— Manière d'en retirer le vaccin et de l'introduire
dans la Pravaz. — Comment il faut s'y prendre pour
inoculer.

Étant donné qu'on possède le liquide pur et efficace,
il s'agit de procéder à l'inoculation.

Pour cela certaines précautions sont indispensables
afin de ne point contaminer le vaccin, si difficilement
obtenu dans un parfait état.

1° L'opérateur doit se laver les mains à fond, au
savon noir et à la brosse, les passer ensuite dans une
solution de bichlorure d'hydrargire au millième et les
relaver au savon noir, dans de l'eau légèrement alcoo-
lisée.

2° La seringue à laquelle j'ai donné la préférence pour l'inoculation du vaccin est la seringue
ordinaire de Pravaz, de la contenance de 1 centi-

mètre cube. L'avantage de ce choix consiste en
ce que l'instrument est suffisant pour atteindre le
but proposé, que tous les médecins et bon nombre
de malades le possèdent et en connaissent déjà le
maniement.

3° L'aiguille doit être très fine afin que son introduction sous la peau se résume à une piqûre peu
douloureuse, ne provoquant aucune irritation locale
après l'opération.

En procédant ainsi, l'inoculation est toujours béni-
gne, pourvu toutefois que les précautions les plus
rigoureuses d'asepsie aient été prises pour la seringue,
l'aiguille et la peau du malade.

Avant d'en faire usage, la seringue doit être lavée à
plusieurs reprises, à l'extérieur et à l'intérieur, avec
de l'eau préalablement bouillie et filtrée. Pour cela,
après avoir bien nettoyé la seringue, à l'extérieur,
on la trempe dans l'eau bouillie et, faisant fonctionner
le piston cinq ou six fois de suite dans toute la longueur de sa course, on est assuré que la seringue est
propre.

Si l'on a pris la précaution d'adapter l'aiguille à la
seringue, chaque fois, avant de repousser le piston
pour chasser l'eau, l'aiguille, du même coup, se trouve
parfaitement lavée à l'intérieur.

Cette première opération accomplie, il suffit d'en-
lever l'aiguille de la seringue et de charger celle-ci
de vaccin. On remet alors l'aiguille, qu'il faut faire
passer deux ou trois fois rapidement, soit à la flamme
d'une bougie, soit à celle d'une petite lampe à esprit-
de-vin.

Puis on dépose la seringue de façon à ce que

l'aiguille soit sans contact, et on procède au lavage de
la peau du malade, à l'endroit choisi pour l'injection.
   Ce lavage s'opère à l'aide d'une serviette trempée
dans une solution antiseptique dont voici la formule :

> Bichlorure d'hydrargire. . . . . . 1 gramme.
> Salycilate de soude.   2   —
> Eau distillée.   1000   —
>   F. S. A.

   Après avoir essuyé avec soin la partie lavée à l'aide
d'une serviette bien sèche, on reprend la seringue, et
afin de chasser l'air qui pourrait rester dans son

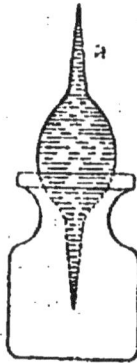

intérieur ou dans l'aiguille, la pointe de cette dernière
étant tournée en haut, on pousse doucement le piston,
de façon à faire sortir par l'aiguille quelques gouttes
de vaccin.
   Je traiterai, tout à l'heure, du lieu d'élection de
l'inoculation, qui a son importance ; mais il faut avant
indiquer comment on doit s'y prendre pour faire usage
du vaccin contenu dans les ampoules.

1° Il suffit de couper avec des ciseaux une des extrémités de l'ampoule ;

2° De placer cette extrémité ouverte au-dessus d'un petit flacon préalablement lavé à l'eau bouillie et bien séché ;

3° De couper l'extrémité supérieure de l'ampoule qui se trouve hors du flacon, de la même façon que la première, de laisser couler le vaccin dans le flacon, de remplir la seringue en usant de toutes les précautions indiquées précédemment.

Ces précautions prises, il ne reste plus qu'à procéder à l'inoculation. Pour cela, la peau étant largement pincée et soulevée entre le pouce et l'index de la main gauche, on enfoncera profondément l'aiguille de façon à ce qu'elle pénètre sous la peau, en tenant la seringue de la main droite comme une plume à écrire, et on poussera lentement le piston jusqu'au bout de sa course. Il suffit alors de tirer l'aiguille d'une main en maintenant de l'autre la peau qui vient d'être inoculée.

La séance ordinaire comporte deux, trois et même quatre inoculations d'un centimètre cube de vaccin.

Après chaque séance, laver la peau avec le liquide antiseptique.

Nettoyer la seringue et l'aiguille à l'eau bouillie, puis essuyer avec soin.

Ne pas oublier de passer dans l'aiguille un fil d'acier ou d'argent qu'on y laissera afin d'en empêcher l'obturation par le fait de l'oxydation.

Le lieu d'élection de l'inoculation a-t-il de l'influence sur le résultat que celle-ci produit ?

Le docteur Brown-Séquard avait pensé qu'il était

nécessaire de faire simultanément les injections sur différentes parties du corps, par exemple :

Une sur la cuisse;

Une dans le dos;

Une sur le côté du tronc,

Et une au bras.

En raison de la puissance du suc testiculaire, il était permis de se demander si l'organe qui produit directement la force, c'est-à-dire le testicule, n'était pas en même temps celui qui conviendrait le mieux à la diffusion de cette force; et si l'on n'obtiendrait pas un effet plus rapide et plus intense, en faisant sur l'organe même les inoculations. Si l'hypothèse était juste, on arriverait peut-être à obtenir les mêmes effets, en employant des doses de vaccin beaucoup plus faibles.

L'étude de cette question était intéressante, bien que, dans la pratique, ce mode d'opérer fût destiné à rencontrer certainement des résistances bien naturelles.

Je me proposai donc de résoudre ce problème.

Tout d'abord, on devait se demander si l'on pouvait injecter impunément dans le testicule une certaine quantité de liquide.

Tout ce que nous savons des travaux de Pasteur nous portait à l'affirmative, à la condition *sine qua non*, bien entendu, que le liquide fût parfaitement stérilisé.

Afin d'élucider la question, je fis des expériences sur les cobayes en procédant de la manière suivante :

Je pris trois cobayes.

Au premier j'injectai, dans un seul testicule, un

vingtième de centimètre cube, soit 50 millimètres cubes de vaccin séquardien, d'une irréprochable pureté, dilués au vingtième.

Au deuxième, j'injectai 100 millimètres cubes.

Et au troisième, 150 millimètres cubes de vaccin séquardien de même qualité, dilués dans les mêmes proportions que les 50 autres injectés au premier cobaye.

Dès le premier jour, je constatai un gonflement de l'organe qui augmenta jusqu'au troisième, pour disparaître ensuite assez rapidement, pour que le cinquième jour, chez aucun des trois sujets, il ne restât plus la moindre trace de l'injection.

Je pris alors du vaccin préparé au moyen des filtres ordinaires, et je renouvelai l'expérience sur trois autres cobayes.

Pendant les trois premiers jours, les phénomènes que j'avais remarqués chez leurs devanciers se reproduisirent exactement; mais l'organe continua à gonfler, et mes trois cobayes s'attristèrent, ne mangèrent plus, des abcès se formèrent sur les parties injectées, et l'un des trois mourut.

Cela me démontra clairement qu'à part la douleur, qui avait été très vivement manifestée pendant et après l'injection du vaccin, l'inoculation faite directement sur le testicule n'offrait aucun inconvénient quand le vaccin était bien stérilisé.

Restait à savoir si (étant choisi pour lieu d'élection de l'injection) un testicule qui a perdu sa faculté de produire le suc testiculaire conserve encore sa faculté de diffusion, et est plus apte que les autres parties du corps à répandre le vaccin séquardien dans l'économie.

Cette fois, j'opérai sur trois vieux chiens ayant perdu leurs qualités prolifiques ainsi que la vigueur nécessaire à l'accouplement.

Le premier pesait environ. . . 5 kilogrammes.
Le second. . . . . 7 —
Et le troisième. . : . . . . 9 —

Au premier, j'injectai dans le testicule, tous les cinq jours, 250 millimètres cubes de vaccin dilué au vingtième.

Au deuxième, 250 millimètres cubes de vaccin semblable, dans la région lombaire, en espaçant de même les séances.

Et au troisième, j'injectai au ventre 250 millimètres cubes du même vaccin, à cinq jours de distance.

Après la troisième injection, l'effet du vaccin se manifesta visiblement chez les deux premiers chiens, dans une proportion à peu près égale.

Quant au troisième, les effets furent beaucoup moins marqués, et ce ne fut qu'après la cinquième inoculation qu'il sembla, au contact de la femelle, retrouver une faible partie de son ancienne ardeur masculine.

N'ayant pas pour habitude de me contenter d'une seule expérience pour me faire une opinion, un mois après avoir laissé reposer les trois chiens et alors que les effets produits sur eux par la première expérience avaient complètement disparu, je me remis à l'œuvre.

La première fois, je n'avais injecté qu'un seul testicule du premier chien.

La seconde fois, j'injectai les deux avec une demi-dose pour chacun d'eux.

De même pour les deux piqûres de la région lombaire du n° 2, ainsi que pour celle du ventre du n° 3.

Mais, dans cette seconde expérience, ce fut le n° 1 qui devint le n° 3 et reçut l'injection dans la région lombaire, tandis que le n° 3 devenait le n° 1 et était injecté aux deux testicules.

Les mêmes effets se produisirent identiquement.

Cette fois nous pouvions conclure, et cette conclusion nous fournissait les assertions suivantes :

1° Le testicule des animaux conserve encore la propriété de diffusion, même quand il a perdu sa propriété de production, mais simplement au même titre que les autres parties du corps ;

2° Dans les deux expériences, la différence des effets obtenus sur les trois chiens ne provient nullement du lieu d'élection de l'inoculation, mais d'une cause complètement indépendante.

Quant à l'état des animaux :

Le premier chien injecté aux testicules était malade, triste et sans appétit ;

Les deux autres mangeaient bien et se trouvaient en bon état.

Ayant à la troisième injection, pour le dernier chien, pris pour lieu d'élection les testicules, le sujet devint triste, sembla souffrir et mangea moins, maigrissant à vue d'œil, comme l'avait fait le premier chien, à la première expérience.

Il est certain que le premier et le troisième chien, qui ont éprouvé des phénomènes de réaction fébrile, quand ils ont été inoculés directement sur le testicule, et qui n'ont manifesté aucune fièvre quand l'inoculation a été pratiquée au ventre ou à la région lombaire, doivent ces accidents généraux à la douleur produite par l'inoculation directe.

De ces diverses expériences, on peut conclure :

1° Que le testicule n'offre aucun avantage comme lieu d'élection de l'inoculation du vaccin; que cet organe doit au contraire être l'objet d'une exception toute particulière, à cause de la douleur intense que provoque l'injection;

2° Que le lieu d'élection de l'inoculation n'a pas la moindre importance relativement aux résultats obtenus, et qu'en conséquence l'opérateur doit choisir de préférence les parties les moins sensibles à la douleur.

Le dos, dans toute son étendue, les parties latérales de la poitrine, les régions fessières, sont les parties du corps qu'on doit choisir plus spécialement, en raison de l'épaisseur des tissus et de leur peu de sensibilité.

Les personnes qui se font elles-mêmes les inoculations les feront au ventre et à la partie supérieure et externe des cuisses.

CHAPITRE IX

Du choix de l'animal. — Le taureau, le cheval, le singe, le bouc, le cobaye, le bélier, le chat, le chien, le lapin. — Des oiseaux : le corbeau, le moineau franc, le coq. — Action spéciale du chat, du bélier et du lapin. — Choix du cobaye. — De l'instant propice à l'ablation. — Son importance. — Ma manière de procéder. — Avantages du suc bien pris et bien préparé. — Pourquoi ce livre.

Dès qu'on s'est occupé de l'influence que pourrait avoir sur l'homme l'inoculation du suc testiculaire des animaux, l'attention s'est portée plus particulièrement sur ceux qui se distinguent par leurs qualités prolifiques ou par l'exubérance des organes de la génération.

A ce point de vue, le taureau, le cheval, le singe, le bouc, le bélier, le chat, le lapin et le chien furent l'objet d'examens longs et spéciaux.

En outre, on se demanda si le suc testiculaire de certains oiseaux ne pouvait pas être utilisé, et des ablations, suivies de préparation du liquide, furent faites sur le corbeau, le moineau franc et le coq principalement.

Le suc des oiseaux est absolument sans effet sur l'homme, on en a acquis la preuve certaine.

On se borna donc à faire une étude comparative du suc extrait des testicules des mammifères d'ordres différents.

De mes expériences personnelles et de celles de mes confrères, il résulte que le classement fait par ordre d'efficacité serait le suivant : singe, chien, bélier, cobaye, bouc, cheval, taureau, lapin et chat. Mais il est permis d'affirmer que chaque animal possède pour ainsi dire une action spéciale dans certains cas pathologiques.

Ainsi, bien que nous l'ayons placé au dernier rang, le chat possède, bien plus que tous les autres, une action puissante, qui peut être très précieuse en certains cas.

Son suc testiculaire combat la paraplégie (paralysie des membres inférieurs) en rendant la vigueur aux cordons de la moelle épinière qui répandent la force et la transmettent aux muscles avec une efficacité réellement supérieure à celle du suc testiculaire des autres mammifères.

Cette puissance est poussée quelquefois à un degré tel que, dans plusieurs cas d'ataxie locomotrice, elle a mis le malade dans un état d'excitation si grand qu'il a fallu renoncer à son emploi.

Le suc du bélier possède également une action spéciale en agissant particulièrement sur les fonctions digestives.

Le suc du lapin rend le malade mélancolique, tandis que celui du cobaye le dispose à la gaieté.

Cette étude sur les qualités spéciales du suc testi-

culaire de chaque mammifère présente le plus grand
intérêt et mérite d'être poursuivie avec persévérance.
Mais, pour le moment, je me contenterai de dire pourquoi mon choix s'est arrêté, jusqu'à plus ample informé,
sur le cobaye.

Moins coûteux que le chien et le bélier, le cobaye,
par son suc testiculaire, agit directement sur les organes génitaux, tout en conservant sur l'ensemble des
fonctions physiologiques une action presque égale à
celle de l'animal qui en possède le plus.

Facile à se procurer, à élever, à opérer, d'une
reproduction abondante, très sain, très vigoureux, peu
coûteux, le cobaye est incontestablement l'animal qui
doit être préféré, à l'exception de cas spéciaux très
rares, ainsi que nous l'avons indiqué plus haut.

En outre, dès l'âge de deux mois, le cobaye, apte
déjà à la reproduction, peut être employé. Or, il est
absolument nécessaire de se servir, pour la préparation
du vaccin du suc testiculaire, d'animaux jeunes et
ardents.

Le testicule de l'animal jeune et vigoureux est sans
contredit l'organe producteur d'une force incomparable. Mais cette force ne réside pas à l'état permanent
dans le testicule, il faut choisir le moment précis où
elle y atteint son maximum d'intensité pour le saisir
et s'en rendre maître. Le moment précis où l'ablation du testicule doit être opérée est celui où l'animal a atteint le plus haut degré de la surexcitation
génésique.

Cette affirmation résulte d'expériences personnelles
nombreuses qui m'ont donné la certitude que, dans la
majorité des cas, l'inégalité dans les effets produits n'a

pas d'autre cause qu'un choix inopportun du moment
de l'ablation.

Voici comment je procède : J'ai toujours, dans mon
institut de la rue de Berri, cent cinquante à deux cents
cobayes installés confortablement et selon les conditions les plus favorables à leur hygiène.

Sauf pour la catégorie des reproducteurs que nous
agrandissons chaque jour en n'y admettant que des
sujets de choix, les mâles et les femelles sont séparés.

Chaque matin, avant de commencer la préparation
du vaccin, je prends une femelle et la jette au milieu
de quatre ou cinq mâles.

Aussitôt l'ardeur de ceux-ci se manifeste, le désir
s'empare d'eux ; lorsque, dans les péripéties de ce tour-
noi galant, j'ai reconnu le cobaye qui me paraît le plus
excité, je le tue avant qu'il ait pu accomplir l'acte de
copulation et je pratique immédiatement l'ablation des
testicules.

Pendant que mes aides continuent la préparation,
je recommence l'expérience, soit avec les autres mâles,
soit avec d'autres cobayes, et cela jusqu'à ce que ma
provision de la journée soit suffisante. Ainsi j'obtiens
un vaccin provenant d'un suc saisi à son état d'intensité la plus grande. C'est un perfectionnement considérable apporté à la préparation du nouveau régénérateur, perfectionnement sans lequel les résultats sont
toujours inégaux parce qu'ils sont subordonnés au
hasard. J'ai le droit d'en revendiquer l'idée, puisque
personne avant moi n'a songé à ce moyen si simple
d'assurer l'égalité dans la puissance du vaccin.

Ainsi qu'on a pu le voir par tout ce qui précède, la
préparation du suc testiculaire est très délicate, très

minutieuse. Elle présente de grandes difficultés et même de réels dangers au moment du filtrage à haute pression. Elle exige des animaux sains, jeunes, vigoureux, bien choisis et opérés au moment voulu, un matériel considérable et soigné, une installation *ad hoc*.

Mais, avec du vaccin obtenu dans les conditions que je viens de décrire, on est assuré du succès toutes les fois que celui-ci est possible, et les malades n'ont jamais le moindre danger, pas même le plus léger accident à redouter, quelle que soit la durée du traitement.

Si les inoculations pratiquées avec du bon vaccin sont d'une innocuité absolue, n'oubliez pas que l'injection sous-cutanée faite dans des conditions défectueuses, c'est-à-dire avec de mauvais vaccin, offre de réels dangers. Les nombreux accidents qui se sont produits au début de l'application de la méthode n'ont jamais eu d'autres causes que la mauvaise qualité des vaccins. Pour que la découverte de Brown-Séquard ait résisté à tous les assauts du commencement, il faut qu'elle possède en elle-même une vitalité qui la fera triompher sûrement de tous les obstacles.

Ce que je viens d'affirmer deviendra article de foi lorsque le précieux liquide aura été répandu partout, ce qui ne tardera pas : ma correspondance de chaque jour le prouve indubitablement.

Ce livre était nécessaire pour remettre au point vrai la découverte de Brown-Séquard, et enseigner à tous les moyens pratiques d'en retirer les bienfaits immenses qu'elle peut donner.

Il fallait aussi mettre chacun en garde contre les

dangers nombreux auxquels s'exposent les imprudents qui font usage de vaccin défectueux ou maladroitement appliqué.

Considérant ce volume comme le meilleur moyen de vulgariser la doctrine, je me suis fait un devoir d'y consigner tout ce qui concerne la question, sans oublier les petites misères par lesquelles il faut passer pour arriver au but.

Dans des cas semblables, il faut tout dire, la conscience l'ordonne ; et transiger avec elle, lorsqu'il s'agit de la santé, de la vie d'autrui, est un véritable crime, que des lois spéciales devraient punir.

Mes expériences personnelles sur le suc extrait des ovaires des animaux démontrent que celui-ci est impuissant à rien produire chez les hommes ni chez les femmes. La femelle ne possède donc pas en elle la force dont dispose le mâle ; aucune partie de l'être féminin ne recèle un élément semblable au suc testiculaire. Ce produit régénérateur appartient exclusivement au mâle, mais n'est sécrété que sous l'influence de la femelle.

·CHAPITRE X

Déclaration faite par Brown-Séquard, le 20 décembre 1890, à la Société de Biologie, et prouvant que sa méthode ne s'applique que par injections.

I. — Des charlatans vendent, sous le nom d'élixir et aussi de *Sirop tonique du système nerveux*, un liquide qu'ils prétendent contenir le principe que j'ai signalé comme doué d'une puissance dynamogénique considérable, et qui se trouve dans un liquide qu'on extrait des glandes et des canaux spermatiques. Il importe qu'une protestation énergique soit faite contre ces exploiteurs de la crédulité publique. Ces élixirs ou sirops, ou d'autres préparations encore, sont tous pris par la bouche et par là introduits dans l'estomac.

Or, ainsi que je vais le montrer, le suc gastrique digère évidemment le suc qu'on extrait des organes spermatiques, puisqu'il leur fait perdre toute puissance dynamogénique. En effet, plusieurs médecins qui, depuis l'an dernier, font souvent usage sur eux-mêmes d'injections hypodermiques ou intrarectales de liquide testiculaire, et qui en obtiennent de grands avantages, ont pensé qu'il leur serait plus facile d'avaler dans du pain azyme ou en cachets des morceaux des organes spermatiques. Après trois, quatre ou cinq semaines d'essais de ce moyen, plusieurs fois par semaine, ils ont dû y renoncer, parce qu'ils n'en retiraient aucun profit. Si nous supposons que les remèdes secrets que l'on annonce comme contenant les principes actifs du liquide dont j'ai proposé l'emploi en possèdent en réalité une parcelle quelconque, celle-ci devient donc inerte après son introduction dans l'estomac. Il est évident, conséquemment, que ces remèdes ne peuvent aucunement produire les effets dynamogéniques du liquide testiculaire injecté sous la peau et dans le rectum.

Cette déclaration de Brown-Séquard est en même temps la condamnation de toutes les préparations pharmaceutiques à base de suc testiculaire, et l'affirmation formelle que cet agent régénérateur n'a de puissance qu'autant qu'il est employé sous forme d'injections.

CHAPITRE XI

Du dosage. — Ses variations. — Leurs causes. — Ta-
bleau des doses à appliquer aux enfants. — Examen
primordial des sujets. — Tâtonnements préliminaires
indispensables. — Des diverses dilutions : moyenne,
forte et faible. — Cas spéciaux de leurs applica-
tions. — Recommandations générales. — Durée du
traitement et des résultats. — Moyen de les per-
pétuer.

J'ai établi la puissance du suc testiculaire, indiqué
son meilleur mode de préparation, la manière de le
conserver pur et efficace, les résultats qu'on en doit
attendre, la façon de l'inoculer et sur quels animaux
il faut le prendre.

Je vais examiner maintenant une question des plus
importantes, celle du dosage.

La quantité du vaccin à inoculer doit varier selon :

1° Son degré de concentration ;

2° L'âge de ceux à qui on l'administre ;

3° La nature de leur tempérament ;

4° Celle de leur maladie ;

5° En raison inverse de leur susceptibilité spéciale.

De nombreuses expériences m'ont conduit à adopter comme type la dilution au cinquième.

C'est donc du liquide au cinquième que j'emploie dans les neuf-dixièmes des cas.

A ce degré, le vaccin n'a pas assez de causticité pour que son injection soit douloureuse; il conserve entièrement ses propriétés et se répand facilement dans l'organisme sans accidents généraux graves.

A un degré plus faible, le liquide perd ses propriétés, même si on augmente son volume en multipliant les injections; à un degré plus fort, la douleur reparaît et les accidents de réaction générale sont plus à craindre.

Ce n'est donc que dans des cas spéciaux, dont nous parlerons à propos de l'application du vaccin séquardien, que ces dilutions plus faibles ou plus fortes doivent être employées.

La quantité du liquide à injecter varie de un à quatre centimètres cubes, mais dépasse très rarement ce chiffre.

Ce qui précède ne s'applique qu'aux adultes et aux grandes personnes.

Mais en prenant pour base un centimètre cube, si on injecte des enfants, il faudra observer la gradation suivante :

Pour un enfant de 1 an, le dixième de cette dose.
— 2 ans, 1 dixième et demi.
— 3 — 2 1/2 —
— 4 — 3 —
— 5 — 3 1/2 —
— 6 — 4 —
— 7 — 4 1/2 —
— 8 — 5 —
— 9 — 5 1/2 —

Puis on augmente d'un dixième jusqu'à 15 ans.

Il faut en outre tenir compte des susceptibilités individuelles des sujets.

Certains ne peuvent pas supporter une seule injection d'un centimètre cube, tandis que d'autres peuvent en supporter jusqu'à dix de même quantité et même plus, en vingt-quatre heures.

Avant tout, il faut se rendre compte de l'état organique du sujet, surtout en ce qui concerne les fonctions d'élimination, telles que celles de la peau, du foie et des reins.

Cette étude primordiale étant terminée, il faudra procéder par tâtonnements pour arriver à agir sûrement et rationnellement, de façon à ce que le malade soumis au traitement en retire, autant que possible, les bienfaisants résultats qu'il est en droit d'attendre d'une application bien comprise.

Je ne saurais trop recommander d'agir avec une très grande prudence dans ce que j'appelle les tâtonnements préliminaires.

Commencer à la première séance par injecter un centimètre cube; si l'inoculation est bien supportée, vingt-quatre heures après doubler la dose, en faisant deux piqûres d'un centimètre cube chacune.

Si aucun phénomène réactionnel ne se produit, tels que fièvre, frisson, chaleur à la peau, maux de tête, inappétence, courbature générale, vous pourrez, quarante-huit heures après, injecter trois centimètres cubes en trois piqûres, qui forment dans les cas ordinaires la dose maxima.

Si le malade subit cette dose sans inconvénient, il ne vous reste plus qu'à étudier l'espacement des séances, qui peut être de 1, 2, 3, 5, 8 et même 15 jours, espacement qui doit être réglé en raison directe des effets obtenus.

C'est dans cette réglementation que réside véritablement la difficulté de la juste appréciation du dosage, car on obtient souvent de meilleurs effets en espaçant davantage les séances qu'en les rapprochant. C'est au médecin à juger, à moins que le sujet ne s'astreigne, pour commencer, à faire lui-même des expériences préliminaires qui lui fourniront la mesure indispensable à la bonne application de son traitement.

Une règle générale est impossible à établir, puisque chaque malade varie par la nature de son tempérament et son plus ou moins de susceptibilité ; néanmoins, il est permis de dire que si l'amélioration obtenue s'accentue chaque jour, on peut rapprocher sans inconvénient les séances ; comme il faudra les espacer plus ou moins si les injections produisent de la fatigue, de la somnolence et une lourdeur générale.

C'est surtout dans l'application des doses exceptionnelles que leur réglementation a une importance capitale, car du plus ou moins de sa justesse dépend presque toujours le succès.

Ainsi que je le montrerai plus loin, par les observations faites sur des malades, c'est quelquefois par des dilutions excessives et souvent renouvelées qu'une réussite complète a été obtenue ; tandis qu'il faut, dans d'autres cas, avoir recours à un liquide très concentré pour arriver à un bon résultat. C'est pourquoi dans l'application de la méthode Brown-Séquard, comme du reste dans toutes les méthodes, l'expérience joue un rôle prépondérant. Cette expérience peut s'acquérir rapidement relativement à chaque sujet, si on procède avec toute la prudence et la lenteur désirables, pendant la période de tâtonnements.

Lorsque l'examen des organes d'élimination révèle une difficulté naturelle résultant d'une affection organique, le liquide, fortement dilué, doit être employé; c'est dans ce cas seulement que la dilution peut être portée au quarantième et même au centième, jusqu'à ce que les organes aient, sous l'influence du traitement, repris leur fonctionnement normal.

Chez les personnes dont les reins sont altérés, les brightiques, par exemple, nous n'hésitons pas à commencer par les injections au centième, à la dose de deux centimètres cubes chaque semaine, en ayant soin de vérifier les urines et de constater que la quantité d'albumine n'a pas augmenté.

Lorsqu'il s'agit au contraire de ranimer les forces chez un malade qui, à la suite d'un accident, d'une hémorragie considérable, a perdu subitement, en plein état de santé, une quantité de sang assez grande pour mettre sa vie en danger immédiat, j'injecte le liquide au tiers et même au quart, à raison de deux et trois inoculations par jour, jusqu'à ce que les forces soient assez revenues pour que la méthode ordinaire soit applicable.

J'aurai du reste l'occasion, dans les observations qui suivent, de revenir, pour chacune d'elles, sur les raisons qui m'ont guidé dans le mode d'administration. Je ne saurais trop le répéter, il ne suffit pas d'avoir à sa disposition un agent puissant, il faut encore savoir l'appliquer de la façon la plus profitable.

Je suis certain que beaucoup de mes confrères n'ont pas obtenu les résultats que j'ai atteints moi-même, parce qu'ils n'ont pas suivi ces lois fondamentales, dont l'application rigoureuse assure le succès.

Pour me résumer, la dose ordinaire, ainsi que je l'ai dit, varie de un à trois centimètres cubes de liquide au cinquième, renouvelée deux ou trois fois par semaine et continuée ainsi jusqu'aux premières manifestations des effets attendus.

Ce but étant atteint, on peut espacer progressivement davantage les séances, jusqu'à ce que leur éloignement, de plus en plus considérable, permette de les cesser complètement.

Ainsi appliqué, la moyenne du traitement dans les cas ordinaires est de vingt séances environ, dans une période de trois mois.

L'effet obtenu peut se continuer fort longtemps, voire même plusieurs années; mais il faut se garder de vouloir se soustraire à l'obligation formelle de la reprise du traitement toutes les fois que les symptômes de dépression ont une tendance à reparaître, et, dans ce cas, deux ou trois séances suffisent.

Je citerai plusieurs de mes clients qui maintiennent leurs forces en parfait état, en ne faisant usage que d'une ou de deux injections par mois.

Commencer prudemment et suivre les indications fournies par les résultats obtenus, continuer la marche rationnelle et efficace du traitement en n'oubliant jamais que, dans la presque généralité des cas, il vaut mieux pécher par défaut que par excès : voilà la formule.

Le vaccin séquardien est, à cause de sa puissance même, un agent qu'il faut savoir manier.

CHAPITRE XII

Mode particulier de l'emploi du vaccin. — Le lavement.
— Sa comparaison avec l'inoculation. — Son utilité
dans certains cas. — Préparation du vaccin destiné à
être absorbé par le rectum. — Manière de l'adminis-
trer et de le garder jusqu'à son absorption complète.

Jusqu'à présent je n'ai envisagé le vaccin séquardien
qu'au point de vue de son administration sous forme
d'injection sous-cutanée. Je ne puis cependant pas
passer sous silence un autre mode que Brown-Séquard
a également signalé à la Société de Biologie, comme
devant rendre d'importants services dans quelques
cas.

Ce mode n'est autre que le lavement ayant pour base
le suc testiculaire.

Cette manière d'administrer le vaccin, sans avoir, à
beaucoup près, l'efficacité de l'inoculation, ne doit pas
être cependant complètement rejetée.

L'analyse rigoureuse des principes constituants du
suc testiculaire permet de supposer, avec beaucoup de
raison, que l'action réside presque entièrement dans la
présence de diastases.

Ces principes pouvant être absorbés dans le rectum sans subir la moindre altération, il est évident que ce mode d'administration remplit, dans une certaine mesure, le but qu'on désire atteindre, puisqu'il introduit dans l'économie une partie de l'agent régénérateur.

Mais ce n'est là qu'un moyen bien faible, comparé à l'action si puissante et si sûre de l'inoculation : aussi je conseille de n'en faire usage que dans les cas où les injections sont impossibles, soit à cause des effets généraux qu'elles produisent, soit à cause de la susceptibilité du malade ou de son invincible répulsion à les subir.

Pendant le cours d'un traitement, au moment où le malade est déjà en bonne voie de rétablissement, le lavement permet d'espacer davantage les injections.

Employé de cette façon, concurremment avec les injections, le lavement m'a souvent été d'un puissant secours dans les bons résultats obtenus; mais il ne faut pas perdre de vue que ce mode d'administration n'est qu'un pis-aller ou un auxiliaire du traitement.

La préparation du lavement et son mode d'emploi sont des plus simples.

Il suffit d'ajouter le contenu d'une ampoule de quatre centimètres cubes à soixante-quinze grammes d'eau tiède.

L'instrument dont on doit se servir pour l'opération est la poire en caoutchouc, semblable à celle dont on fait usage pour les lavements d'enfants, en y adaptant une canule un peu longue.

Cette poire, d'une contenance de soixante-quinze grammes environ, suffit, en tenant compte de la déperdition, à l'injection dans les proportions du dosage que je viens d'indiquer.

Ce lavement doit être conservé complètement.

Pour y arriver, facilement il faut :

1°. Prendre un lavement ordinaire, au clyso, d'un demi-litre (500 grammes) d'eau tiède, qui devra être rendu immédiatement et qui n'a d'autre but que le lavage de l'intestin ;

2° Se mettre au lit et prendre le lavement actif suivant les prescriptions précédentes.

Chez les personnes qui, malgré ces précautions, ne peuvent arriver à conserver le second lavement, il faut fractionner davantage les doses en faisant usage d'une poire plus petite et administrer la même dose de 75 grammes en deux ou trois fois, avec un intervalle de quelques minutes.

CHAPITRE XIII

Des effets produits par le vaccin séquardien sur l'homme jeune et bien portant. — Sur les vieillards. — Sur les faibles de tout âge. — Sur les malades. — Effets du traitement combiné avec les applications de la thérapeutique ordinaire.

Je vais examiner maintenant les effets du suc testiculaire sur l'individu :

1º Sur l'homme jeune et en parfaite santé ;

2º Sur le vieillard qui ne se plaint que de sénilité ;

3º Sur les faibles de toutes catégories et de tous âges, quelle que soit la cause de leur faiblesse, sans aucune lésion organique ;

4º Enfin sur les malades.

Sur l'homme jeune et en parfaite santé, en dehors des accidents locaux, c'est-à-dire la douleur, le gonflement, etc., résultant de l'inoculation, les fonctions physiologiques ne subissent aucune modification appréciable.

Sur le vieillard simplement sénile et subissant les inconvénients que cet état comporte, l'action du vaccin séquardien, si les fonctions ne sont qu'amoindries et

6

non anéanties, se manifeste très rapidement par un
relèvement progressif général de toutes les fonctions
physiologiques. Il est rare qu'après un nombre de
séances variant de dix à vingt, le sujet n'ait pas
reconquis une grande partie des forces perdues.

Je suis heureux de dire que, sur ce point, mes observations personnelles, très nombreuses, sont venues
confirmer d'une façon absolue la première communication de Brown-Séquard que j'ai reproduite textuellement au commencement de ce livre.

La marche du développement des forces humaines,
depuis l'âge de puberté jusqu'à la vieillesse complète,
peut être comparée au voyage d'un touriste qui gravi-
rait une montagne dont le sommet serait un plateau.

Au fur et à mesure qu'il en commence l'ascension,
ses forces et ses facultés augmentent. Arrivé au plateau, il constate leur stationnement ; mais, sa marche
ne s'étant point arrêtée, fatalement il arrive à la
descente ; et graduellement aussi, dès qu'il l'accomplit,
ses forces physiques et morales diminuent.

La sénilité commence au moment où il va être obligé
de descendre.

La grande question que résout victorieusement la
découverte de Brown-Séquard était de savoir s'il était
possible de prolonger le séjour sur le plateau et de
retarder cette descente fatale.

Non, la descente, quoi qu'on fasse, arrive à son heure ;
mais, dès qu'elle a commencé, et c'est là le point capital,
le vaccin séquardien donne la possibilité de retourner
facilement en arrière, si vous l'appliquez dès que vous
sentez vos aptitudes fonctionnelles diminuer d'intensité.

Et tout ce temps de recul que la méthode vous aura fourni en vous permettant de rétrograder, temps qui peut se prolonger pendant des années dans l'entière plénitude de vos fonctions, est une conquête véritable sur la vieillesse et, par conséquent, une prolongation indéniable de l'existence.

Loin de nous la pensée d'affirmer pour cela que la méthode Brown-Séquard donne l'immortalité ! Mais elle retarde l'échéance et en rend les dernières étapes plus lentes et plus douces en les exonérant des infirmités si pénibles à la partie finale de la vie.

Logiquement, ceux qui suivent cette médication doivent mourir tard, doucement, de vieillesse, sans connaître ses cruels inconvénients, ce qui est incontestablement la moins pénible des morts.

Quant à la hauteur où se trouve le plateau et à son étendue, il est impossible de la définir d'une façon générale. Tel l'aura parcouru à trente ans, quand un autre l'aura à peine atteint à cinquante. Pourtant on peut dire que la sénilité commence ordinairement de quarante-cinq à cinquante-cinq ans.

Sur les faibles de toute catégorie et de tous âges sans altération organique, que leur faiblesse provienne d'un défaut de constitution, de fatigues corporelles et morales, d'excès, de privations, de douleurs, de manque d'hygiène, de tout ce qui, en un mot, peut être une cause de déperdition des forces ou d'empêchement à leur développement, en dehors, bien entendu, de la maladie, le vaccin régénérateur trouve les indications de son application et produit de prompts et de merveilleux effets.

Il est rare que cinq à dix injections n'amènent pas chez eux un relèvement complet.

Il est surtout à remarquer que, dans tous les cas que nous venons de citer, le vaccin séquardien suffit seul au relèvement des forces.

Il n'en est plus de même quand la dépression physique ou morale a pour cause une lésion organique ou une maladie quelconque.

Chez les malades, c'est-à-dire dans les cas pathologiques, le vaccin séquardien trouve encore son utilité; mais, dans ces cas, il devient un auxiliaire plus ou moins puissant de la thérapeutique ordinaire.

Le vaccin agit toujours de la même manière comme régénérateur de la force; c'est en redonnant de la virilité aux fonctions physiologiques, dont il est le régulateur par excellence, qu'il permet aux médicaments de produire leur maximum d'action, qui consiste à guérir ou tout au moins à prolonger la vie.

C'est ainsi que, dans les affections valvulaires du cœur, dans les dégénérescences du muscle cardiaque lui-même, alors que l'organe essentiel de la circulation avait perdu une grande partie de sa puissance, quand les moyens thérapeutiques ordinaires, tels que la digitale, la caféine, le strophantus et autres agents du même ordre, employés seuls, ne produisaient plus d'effets, que le malade marchait rapidement vers le terme final, c'est alors, dis-je, que j'ai vu, par l'emploi simultané de ces mêmes agents et du vaccin séquardien, les fonctions physiologiques du cœur se régulariser et permettre au malade condamné à une mort prochaine, de reprendre une existence possible pendant plusieurs mois.

Ce que je viens de dire pour le cœur se produit également pour les autres organes, ainsi que le démontrent les observations qu'on lira plus loin.

CHAPITRE XIV

Des effets immédiats locaux ou généraux qui se pro-
duisent ou peuvent se produire pendant et après
l'inoculation. — Effets physiologiques. — La moelle.
— Le cerveau. — Le grand sympathique.

Pendant l'inoculation, le malade éprouve la douleur
de la piqûre résultant de l'introduction de l'aiguille et
celle causée dans les tissus voisins par l'intromission
du liquide injecté.

La douleur de la piqûre est à peine appréciable,
tandis que l'autre dure de cinq à dix minutes chez
les gens très sensibles, et décroit pendant un quart
d'heure progressivement pour se transformer simplement en une sensation de gêne ou de tension.

Mais, quelques heures après, c'est-à-dire ordinairement dans la nuit qui suit l'injection, une légère
douleur se réveille parfois pendant quelques heures,
pour disparaitre complètement dans la journée du
lendemain.

Il arrive aussi que quelques phénomènes de réaction
générale caractérisés par un mal de tête, de la courbature dans les membres, voire même quelques frissons,

se produisent dans la nuit qui suit la première injection, et plus habituellement dans celle qui suit la deuxième; mais ces phénomènes se dissipent rapidement, et un bien-être complet leur succède.

Dans quelques cas exceptionnels, le siège de l'injection devient le foyer d'une lymphite légère, se traduisant par la persistance de la douleur, une petite induration, de la douleur et du gonflement.

Tout cela n'a aucune gravité, guérit en deux ou trois jours, et ne laisse pas la moindre trace.

Quant aux multiples effets du vaccin séquardien, savoir :

1° Sur la moelle ;

2° Sur le cerveau ;

Et 3° sur le grand sympathique :

Sur la moelle, ils se traduisent par une activité plus grande du système musculaire : la marche est plus facile, moins fatigante, d'une plus longue durée ; la pression et la traction des bras augmentent en force, et on peut en acquérir aisément la preuve par le dynamomètre.

Ils exercent également sur le muscle cardiaque une action tonique qui se produit par une activité plus grande de la circulation, la diminution de la tension dans les vaisseaux, la force et la régularité du pouls, action qui peut être comparée à celle de la digitale, ainsi que l'a établi le professeur Pœlh, de Saint-Pétersbourg.

En outre, ils augmentent la puissance de la respiration : les catarrheux voient leurs mucosités diminuer et leurs bronches devenir plus libres ; les emphysémateux reconquièrent assez promptement l'élasticité des vésicules pulmonaires, l'étouffement diminue et l'ascension devient moins pénible.

Les fonctions digestives sont heureusement influencées : l'appétit augmente et la facilité de la digestion s'accentue; c'est même là une des premières manifestations du traitement.

Selon que la vessie a perdu plus ou moins sa puissance de contractilité ou que son sphincter seulement est affaibli, la force de projection de l'urine augmente ainsi que la longueur du jet.

De même, quand le sphincter seul est intéressé et qu'il y a incontinence, celle-ci diminue ou disparaît complètement.

En un mot, la vessie reprend de la tonicité, soit dans son ensemble, soit par son sphincter seulement.

L'action sur la défécation est de même nature : les matières sont expulsées plus facilement, lorsque la difficulté de défécation a pour cause la paresse du gros intestin ; et elles peuvent être retenues en cas de relâchement du sphincter.

Une des manifestations les plus certaines et les plus promptes de la puissance du suc testiculaire sur la moelle épinière se traduit par le retour de la faculté d'érection tant que la virilité n'a pas complètement disparu.

On verra plus loin, à ce sujet, plusieurs observations très intéressantes qui confirment mon dire.

Un des effets non moins curieux du suc testiculaire est d'augmenter la température du corps tombée au-dessous de la normale, et de l'abaisser quand elle est au-dessus, de sorte que le même agent peut avoir sur le même individu, à des moments différents, deux actions diamétralement opposées.

A l'appui de ceci et pour bien l'expliquer, prenons un malade atteint d'une affection aiguë des voies respiratoires ; pendant toute la durée de la période fébrile, alors que la température peut s'élever jusqu'à 39 et même 40 degrés, l'administration du vaccin séquardien l'abaissera certainement de 1 ou même de 2 degrés. Mais, chez le même malade, lorsque la fièvre a cessé et qu'il va entrer en convalescence, c'est-à-dire au moment de la grande dépression des forces, par les injections la température remontera de 35 à 36 1/2 et même à 37 degrés.

Ce fait, qui paraît étrange au premier abord, vient pourtant prouver une fois de plus que le vaccin séquardien a pour effet principal le rétablissement de l'harmonie dans toutes les fonctions physiologiques.

Sur le cerveau, les effets se traduisent par une activité plus grande de l'organe, une plus grande aptitude au travail, par le retour de la mémoire, par la disparition des vertiges, l'assurance pendant la marche, l'énergie des résolutions, la rapidité de la conception et la facilité d'élocution, par la souplesse des mouvements de la langue, la faculté de supporter sans fatigue l'éclat des lumières, le bruit des foules, une longue soirée théâtrale, les nuits du jeu, etc., etc.

En outre, l'usage du vaccin rend le sommeil à ceux qui l'avaient perdu, et le fait plus calme s'il était agité, provoquant ainsi un repos réel dont l'influence réparatrice n'a pas besoin d'être démontrée.

Tels sont les effets ordinaires produits sur les cerveaux sains; ces effets ne sont pas moins remarquables sur les cerveaux malades.

En donnant à la circulation une activité plus grande, le suc testiculaire facilite chez les apoplectiques l'organisation et la résorption du caillot épanché.

C'est ce qui explique les effets miraculeux obtenus dans certains cas d'hémiplégie, et la disparition rapide des maux de tête congestifs chez ceux qui suivent le traitement.

Les expériences du professeur Mairet, de Montpellier, contenues dans ce volume, démontrent de la façon la plus évidente l'action bienfaisante du vaccin séquardien dans les cas les plus divers de l'aliénation mentale.

Mais c'est surtout dans l'hypochondrie que nous avons pu personnellement apprécier la rapidité des résultats; il est rare, en effet, qu'après quelques semaines de traitement les moroses et même les hypochondriaques n'accusent pas une tendance marquée à un retour de gaieté.

A tous ceux, sans exception, qui suivent pendant un certain temps la médication, la vie semble meilleure, bienfait inespéré jusqu'ici, on doit le reconnaitre.

Le grand sympathique et par conséquent le système musculaire spécial aux fonctions duquel il préside, bénéficient également de son action.

Tout ce que nous avons dit à propos du cœur, de l'estomac, des intestins, des yeux, en est une preuve absolue.

Cette action spéciale sur les fibres lisses se trouve souvent confondue avec celle qu'il exerce sur la moelle; mais elle n'en existe pas moins.

CHAPITRE XV

Aux suggestionnistes.

Certains médecins dont le raisonnement n'est pas en rapport avec le grade élevé qu'ils occupent, obligés de se rendre à l'évidence devant la précision et la multiplicité des faits accomplis, ont dit : Tout ce que vous avancez est vrai, nous ne pouvons le nier ; mais le suc testiculaire n'y est pour rien. Vous faites purement et simplement acte de suggestion sur vos malades. C'est la suggestion qui les guérit et non le suc testiculaire. La preuve de ce que nous disons est dans ce que nous pouvons obtenir, avec de simples injections d'eau claire, des effets identiques à ceux que vous annoncez avoir produits par les vôtres.

Très honorés confrères, je ne suspecte nullement votre bonne foi, mais, avant toute chose, permettez-moi de prendre acte de votre déclaration, et de constater que vous êtes d'accord avec moi sur les effets produits et sur l'importance de ces effets. C'est déjà quelque chose, puisque c'est le malade qui bénéficie du résultat,

et que le but de notre profession est de soulager et de
guérir ceux qui souffrent.

Pour ce qui est de la suggestion, je n'ai nullement
l'intention de contester le bien que vous en pouvez
retirer. C'est un mode de traitement, et les injections
de suc testiculaire en constituent un autre. Que par ces
moyens différents nous arrivions au même but, je veux
bien l'admettre ; mais pour un instant seulement, car
telle n'est pas ma conviction. Que vous préfériez votre
système au mien, cela vous regarde ; mais ne venez pas
me dire que c'est la suggestion qui donne au suc testiculaire la puissance qu'il possède réellement. Ce raisonnement absurde serait la négation de la thérapeutique et la suppression d'un seul coup de toute la phar-
macopée. C'est nous reporter au temps des miracles, et
ce temps est bien loin de nous. A quoi servent tant
d'études pour arriver à cette conclusion qu'un peu d'eau
claire et beaucoup de suggestion suffisent à guérir
toutes les maladies ?

Médecins et médicaments deviennent dès lors inu-
tiles ; un peu de volonté les remplace avantageusement.

Tout cela n'a pas le sens commun et est indigne de
cerveaux que de longues années de pratique devraient
avoir mûris. Mais, si insensé que cela soit, je veux bien
supposer que cela est.

Peut-on en déduire la preuve que le suc testiculaire
n'a pas d'action qui lui soit propre ? Non ! mille fois
non ! Quelques exemples suffiront à vous convaincre
et à édifier mes lecteurs sur la valeur de votre raisonnement.

Prenons deux condamnés à mort.

M. Deibler tranche la tête du premier condamné
avec le vulgaire couteau de la guillotine, tandis que
vous donnez au second, préalablement suggestionné,
un verre d'eau claire. Ce moyen, si simple que je suis
étonné de ne pas le voir mis en pratique, suffit à amener le même résultat que le précédent. Parce que
vous aurez tué avec un verre d'eau cet homme suggestionné par vous, en résultera-t-il que le couteau de
M. Deibler n'ait pas accompli son œuvre sans la moindre suggestion ?

Si l'eau, aidée par la suggestion, peut devenir un
tonique aussi puissant que le meilleur chambertin,
cela n'empêchera jamais cet excellent vin de rendre
aux faibles bien des services. Je crois même que les
faibles n'hésiteront pas entre les deux moyens et
prendront le chambertin malgré l'économie de votre
procédé.

Et puis, pour que le suc testiculaire guérisse par
pure suggestion, encore faudrait-il trouver des malades
susceptibles d'être suggestionnés, et, de plus, avoir
l'intention de les suggestionner. Or, je vous déclare
que je n'ai jamais eu l'intention d'agir par suggestion
sur aucun des malades que j'ai traités par les injections de suc testiculaire. Et je crois que les nombreux
médecins des cinq parties du monde qui chaque jour
mettent en pratique la méthode séquardienne procè-
dent comme moi.

J'ai fait mieux, et bien d'autres ont fait de même.
Afin de me rendre compte exactement de l'influence
directe que l'imagination du malade pouvait avoir sur
l'effet produit, j'ai fait vingt-deux fois, sur des personnes atteintes d'affections différentes, des injections

de suc testiculaire jusqu'à ce que j'aie obtenu des manifestations évidentes de l'action du remède. Puis, sans
prévenir les malades, je remplaçais le suc testiculaire
par des injections d'eau distillée. Les malades ne tar-
daient pas à constater que le mieux obtenu ne persistait pas. Je revenais alors aux injections de suc
testiculaire, et les bons effets dynamogéniques se ma-
nifestaient de nouveau. Ces vingt-deux épreuves et
contre-épreuves, ajoutées à toutes celles qu'ont signalées
plusieurs médecins, sont une démonstration dont la solidité ne peut être mise en parallèle avec l'illogisme du
raisonnement sur lequel vous vous appuyez pour
dire que le suc testiculaire n'agit que par suggestion

La suggestion, très honorés confrères, a du bon. Elle
peut rendre des services dans certains cas particuliers,
et vous faites bien d'en user. Mais soyez persuadés
qu'elle n'est pour rien dans l'action de la digitale sur le
cœur, de la quinine sur la fièvre, de l'huile de foie de
morue sur le rachitisme, ni du suc testiculaire sur la
moelle épinière.

Lisez avec soin les six cas de phtisie pulmonaire
traités par ma méthode, et consignés dans ce volume :
vous vous rendrez compte facilement que la suggestion ne peut avoir ici aucune prise sur des maladies
de cette nature ; et que, si elles ont été guéries, c'est
grâce à une force thérapeutique qui n'a rien de commun avec la suggestion.

CHAPITRE XVI

L'avenir de la méthode

Assez de théories qui ne font que paraître et disparaître. Des faits, des faits, encore des faits, toujours des faits ! Voilà la vraie méthode, celle des Claude Bernard et des Brown-Séquard, qui ont fait de la médecine une science aussi positive, aussi précise qu'un axiome de géométrie. C'est à coups de faits que j'ai forcé et que je forcerai les sourds à entendre, les muets à parler, les aveugles à voir, ceux même qui ne veulent ni voir, ni entendre, ni parler. C'est d'un fait qu'est née la méthode. Ce fait, constaté sur lui-même et proclamé devant la Société de Biologie par son président, Brown-Séquard, c'est-à-dire par un homme occupant à juste titre la plus haute situation scientifique , par un homme dont la probité et le désintéressement professionnels défient toute critique, méritait, à cause du fait qui était intéressant et aussi à cause de son auteur, une vérification immédiate. C'était le but de la communi-

cation : partir de ce fait isolé et en faire la base d'un
vaste champ d'expériences d'où sortirait promptement
et infailliblement la vérité. J'ai dit comment on ré-
pondit à l'appel du Maître. Mais si les membres de la
Société de Biologie commirent la faute grave de ne
pas prendre en considération sérieuse la découverte
de Brown-Séquard, d'autres praticiens plus clair-
voyants, comprenant toute l'importance de la communication et les résultats incalculables qui en découleraient
naturellement, si des faits nouveaux venaient confirmer
le fait annoncé, se mirent résolument à l'œuvre. Je me
félicite tous les jours d'avoir été un des premiers, sinon
le premier parmi ceux-là.

Quand on mesure d'un coup d'œil le chemin parcouru depuis le jour où Brown-Séquard faisait sa
première communication à la Société de Biologie jusqu'à aujourd'hui, c'est-à-dire en deux années, on se
rend compte de ce que peut faire la volonté d'un
homme en possession d'une vérité scientifique, malgré
l'indifférence générale, et, ce qui est pis encore, malgré
le ridicule. J'avais expérimenté avec conscience, j'avais
vu, j'avais la foi. Ma conviction faite, je n'eus plus
qu'un but : 1° rendre pratique, maniable et sans danger, cette force considérable qui fait du suc testiculaire
l'agent thérapeutique le plus puissant que nous possé-
dions ; 2° appliquer cette force aux cas les plus divers,
afin d'étendre autant que possible la limite du bien
qu'elle peut procurer à l'humanité. La lecture de ce
livre prouve que j'ai atteint ce double but. Le vaccin
testiculaire sorti du laboratoire de mon institut de la
rue de Berri est d'une innocuité absolue, et sa conservation est parfaite et indéfinie. Facile à expédier, il

arrive aux extrémités les plus reculées des cinq parties
du monde en pleine possession de ses précieuses propriétés dynamogéniques. L'administration en est si
simple que chacun, même sans le secours du médecin,
peut, sans le moindre danger, pratiquer sur lui-même
les injections du suc testiculaire, s'il observe les instructions rigoureuses relatives à l'asepsie de la peau et
des instruments. Enfin, une énorme quantité de faits
pathologiques absolument différents sont consignés
dans ce travail. Soit qu'ils émanent directement de mes
observations personnelles, soit qu'ils aient été observés
par des médecins distingués, qui m'adressent de
toutes parts les résultats deleurs expériences, ces faits
constituent la preuve absolue que la méthode peut
être appliquée avec fruit aux maladies les plus diverses.

Tous ces faits, observés en même temps à Fort-Louis,
à Mexico, à New-York, à Saint-Pétersbourg, à Vienne,
à Berlin, à Florence, à Genève, à Madrid, à Bruxelles,
aussi bien qu'à Paris, par des médecins opérant sérieusement et isolément sur des maladies très différentes,
mais toujours dans le sens du relèvement des forces
avec le même liquide ; tous ces faits, dis-je, sont la
confirmation éclatante du résultat affirmé par Brown-
Séquard. Le suc testiculaire est une force d'une puissance incomparable ; cette force peut être utilisée au
bénéfice des êtres affaiblis : telles sont les vérités qui
se dégagent de mes nombreuses observations.

Maintenant que la méthode est assise sur des milliers
de faits plus concluants les uns que les autres, elle est
inébranlable sur sa base, son avenir est assuré. N'ayant
plus à la défendre, je veux la vulgariser. Ce livre a

été écrit dans ce but. Faire participer le plus grand nombre aux immenses bienfaits de la découverte de Brown-Séquard en fournissant à chacun le moyen de s'appliquer sans intermédiaire les inoculations régénératrices, tel est mon désir le plus ardent.

La puissance du vaccin est illimitée dans la variété de ses effets ; le vaccin lui-même, grâce aux perfectionnements que j'ai apportés à sa préparation, est inoffensif et facile à transporter ; bientôt, j'espère pouvoir le rendre accessible aux bourses les plus modestes. J'entrevois donc, dans un avenir peu éloigné, l'heure où tout le monde se sera rendu compte par lui-même ou par les siens des qualités merveilleuses du suc testiculaire, et de tout le parti qu'on peut en tirer, au point de vue du maintien de la santé et de la force, aussi bien qu'à celui de la guérison des maladies. A ce moment, la lumière sera faite. Dans toutes les familles, depuis la plus riche jusqu'à la plus pauvre, on trouvera en réserve, au même titre que le feu, le pain et le sel, une ampoule remplie du précieux agent régénérateur. A toute heure du jour ou de la nuit on y pourra puiser, en cas de besoin, la force et la vie.

La découverte du principe dynamogénique contenu dans le suc testiculaire et son application au relèvement ou à la conservation des forces humaines placeront Brown-Séquard au premier rang des bienfaiteurs de l'humanité. Ceux qui ont combattu sans trêve pour le triomphe et la vulgarisation de cette conquête de la science, qui l'ont dégagée du cercle restreint où l'avait placée son auteur et en ont étendu les bienfaits à la presque universalité des malades et des faibles, trouveront la récompense de leurs efforts et de leurs travaux dans la satisfaction d'avoir été utiles à leurs semblables. Trop heureux si ceux-ci leur laissent dans leur reconnaissance une modeste place à côté du Maître.

CHAPITRE XVII

Conclusions.

D'après tout ce que nous avons dit, il est facile de conclure que l'action du vaccin séquardien sera toujours une action de tonicité sur les centres nerveux : c'est le principe dynamogéniant par excellence.

Toutes les fois qu'il y aura un organisme affaibli, sans en chercher la cause, il trouvera son application. Car tous nos organes reçoivent leur impulsion du système nerveux.

Le relèvement des forces suffira le plus souvent à la guérison du malade. Dans les cas plus compliqués, l'action combinée du suc testiculaire avec les agents thérapeutiques ordinaires leur sera encore un auxiliaire très puissant et souvent indispensable.

En un mot, on peut dire, sans crainte de se tromper, que ce principe de force est presque applicable dans tous les cas, soit pendant la maladie pour soutenir le malade, soit après la maladie pour l'aider à récupérer les forces qu'il aura perdues, puisque toute maladie est une cause de déperdition.

Faut-il conclure de là que le suc testiculaire guérit tout ? Non, pas le moins du monde ; il suffit quelquefois à lui seul pour guérir ; mais dans la plupart des cas, il a besoin d'être aidé par le traitement que réclame chaque maladie.

Il ne nous reste plus maintenant qu'à bien définir les différents cas de son application et à les classer, ce que nous ferons le plus clairement possible par les observations qui suivent.

Dans ces observations, la première catégorie comprendra toutes les maladies dont la cause primordiale est la faiblesse émanant de l'âge, des fatigues, des excès, etc., etc.

La deuxième catégorie comprendra les observations faites sur des malades dont les organes sont réellement atteints, utilisant ainsi tout ce qu'il est possible du nouvel agent régénérateur.

DEUXIÈME PARTIE

CHAPITRE I

Communication du Dr Mucio Moycat au journal La Médecine scientifique *à Mexico.*

INJECTIONS BROWN-SÉQUARD

20 décembre 1889.

Messieurs les Rédacteurs de la Médecine scientique.

ESTIMÉS COLLÈGUES,

J'ai le plaisir de vous remettre le résumé succinct des observations que j'ai recueillies depuis que je me suis appliqué à l'étude du *rajeunissement* (mois de juillet), jusqu'à cette date, et dont j'ai parlé déjà aux élèves de l'École nationale d'Agriculture et de Vétérinaire. Le nombre total des observations recueillies jusqu'à ce jour s'élève à 356, que je me propose de diviser en deux groupes pour plus de clarté. Le premier comprend les cas physiologiques, et le deuxième, les cas pathologiques : c'est-à-dire, le premier groupe, les cas de vieillesse naturelle ou prématurée ; le second, toutes les maladies traitées par les injections dynamogéniantes étudiées comme médicament.

Avant d'entrer en matière, je dois déclarer que si je donne le nom de quelques personnes. en indiquant leur domicile, c'est parce que j'y suis expressément autorisé par ces mêmes personnes. Pour la plus grande partie, je donnerai seulement le numéro d'ordre correspondant à mes notes d'observation. L'indication des noms qui correspond à chacun des numéros est absolument réservée, et c'est l'unique chose que je ne puisse mettre à la disposition des personnes qui désirent obtenir de plus amples informations sur les résultats obtenus par l'emploi de la méthode inventée par l'illustre savant Brown-Séquard.

PREMIER GROUPE

Le groupe physiologique est suffisamment étendu, car il comprend 29 cas. Sur ce nombre, je ne parlerai que de quelques-uns, leur histoire étant à peu près semblable à tous. Le public connait déjà les premiers cas observés, celui de M. Douls, par exemple, qui, âgé de soixante-dix-sept ans, était triste, faible, l'ouïe presque perdue, la digestion difficile puisqu'il ne pouvait plus dîner, et la vue excessivement débilitée ; il a changé complètement, car de triste il est devenu gai, de faible, fort ; il entend parfaitement le tic-tac de sa montre et, ce qui est à noter plus particulièrement, ses digestions se sont régularisées, sa vue s'est améliorée à ce point qu'il peut lire couramment et sans lunettes un journal imprimé en caractères ordinaires.

Pour arriver à cet état, qu'il conserve actuellement, nous avons cru opportun d'observer que : sous l'influence des injections, l'état physiologique de cet individu, avant la première injection, s'est modifié, ainsi que le démontrent les observations suivantes :

Lorsqu'il s'est présenté, le 22 août, son abattement était tellement accentué que je recueillis seulement 45 pulsations par minute, c'est-à-dire, relativement à sa fréquence, bien au-dessous du chiffre normal des pulsations des vieillards; sa vue moyenne ne distinguait que des caractères de 4 millimètres et demi (0^m,0044); sa force relevée au moyen du dynamomètre n'était que de 16 livres; sa température de 35°,8; son poids enfin, de 124 livres. En outre, son ouïe était excessivement faible, puisqu'il ne pouvait absolument entendre une grosse montre, bien qu'elle fût appliquée au pavillon de l'oreille. Cet état était dû à l'affaissement physiologique amené par son âge avancé; je l'ai considéré, par cela même, comme physiologique, puisque M. Douls présentait toutes les conséquences de ses nombreuses années et aucun indice d'affection pathologique bien déterminée. Après la troisième injection, je notais avec plaisir que cet individu avait recouvré la fréquence de ses pulsations (elles s'étaient élevées à 70 par minute); que sa vue s'était améliorée au point de pouvoir lire avec facilité des caractères de 2 millimètres (0^m,002); que sa force s'était élevée à 26 livres, que sa température était redevenue normale et que son poids, après seize jours d'injection, s'élevait à 128 livres, soit une augmentation de quatre livres en si peu de temps. A ces données recueillies par moi personnellement, M. Douls est venu joindre l'expression de sa joie : que son état général s'était amélioré notablement, puisqu'il se trouvait gai, animé, pouvant marcher rapidement sans se fatiguer, pouvant lire un livre sans efforts et digérant parfaitement les aliments qu'il absorbait. J'ai relaté ce cas de façon bien détaillée, parce que je le crois véritablement important et capable d'intéresser le public intelligent peut-être autant que moi, car il fut un des faits qui me poussèrent à continuer l'étude commencée et me mirent en état de suivre et de faire connaître des faits aussi curieux que celui que je viens de relater, et d'autres que je vais exposer par la suite; je dirai dès à présent que M. Douls est depuis trois mois sans injection, et qu'il se conserve dans le même état; il se trouve

parfaitement bien, l'ouïe même qui est revenue suffisante peut lui permettre d'entendre le tic-tac de sa
montre à la distance de 11 millimètres du pavillon de
l'oreille.

Le *numéro* 10 est aussi un cas excessivement curieux.
Il s'agit d'une dame de cinquante-sept ans, affectée de
décrépitude et d'anamnésie. Au premier examen, on
recueillit les données suivantes : pouls, 80 ; vision, 6 et
demi ; force, 8 ; température, 37°,7 ; poids, 98 livres.
Son pouls était filiforme, sa mémoire était presque
perdue, puisqu'elle oubliait des faits qui s'étaient produits une heure avant. Elle reçut la première et
unique injection le 22 août, et, trois jours après, nous
notâmes : pouls, 86, soit 6 pulsations de plus que
le premier jour ; vision, 4 et demi ; elle lisait des caractères de 0^m,002 plus petits ; force, 12 livres, soit
4 livres d'augmentation ; température normale.

Outre ces données, nous avons pu observer que son
pouls était plus plein, le caractère filiforme ayant disparu ; elle disait elle-même qu'elle se trouvait bien
mieux, se fatiguant moins pendant ses occupations, et
que la mémoire était plus vive. Cette dame, un mois
après l'injection, avait augmenté de 3 livres, puisque,
le 21 septembre, elle pesait 101 livres. Avec une
seule injection elle se conserve jusqu'à présent, en
très bon état, malgré quelques nuits blanches passées
à veiller des malades gravement atteints, dans sa
famille.

Le *numéro* 1. Individu de soixante-huit ans, atteint
de la *crampe des écrivains*. Ce monsieur, ancien officier de marine, est robuste, instruit et intelligent ; sa
maladie se révèle essentiellement dans son écriture : il
ne pouvait, au début, signer son nom qu'en tenant son
poignet droit avec sa main gauche, et même ainsi son
nom était à peine lisible. Il recouvre de jour en jour
la santé ; le tremblement qu'il éprouvait si fortement
disparaît graduellement, ainsi que le prouvent son écriture actuelle et les nombreuses épreuves manuscrites
que nous conservons après les avoir recueillies avec soin.
Il a commencé les injections le 7 août, il en a reçu 15

actuellement, les trois dernières ont été faites chacune à un mois d'intervalle, tandis que celles antérieures l'ont été à des intervalles de quatre, cinq, huit et même de quinze jours. Son état général s'est amélioré rapidement, gagnant 24 livres en force ; le pouls s'élevant de 60 à 76 ; la température de 36°,8 à 37°,1, et enfin son poids de 147 livres à 152. Il constate, comme les autres cas, un certain bien-être, de la gaieté, agilité, sommeil, appétit et beaucoup plus de rapidité dans la marche, puisqu'il parcourt une distance double de celle qu'il parcourait auparavant. Outre tout cela, il y eut excitation génésique très marquée.

Numéro 2. Monsieur de soixante-deux ans, excessivement débilité. Les injections ont commencé à la même date que le numéro 1 ; il y a à noter comme dans celui-ci une réparation immédiate, puisque, à la première injection, il y avait 76 pulsations, une vision égale à 13, une force égale à 10 livres et 36°,7 de température, et que dès le jour suivant nous notâmes : pulsations, 80 ; vision, 6 et demi ; force, 16 livres ; enfin température, 36°,8. L'individu en observation déclara avoir obtenu beaucoup de bien-être : gaieté, meilleur sommeil et enfin modification très notable dans la marche de certaines maladies dont il souffrait; c'était : cataracte sénile aux deux yeux et *incontinence d'urine.* Tant l'une que l'autre de ces deux maladies s'améliorèrent immédiatement ; à l'heure actuelle, l'incontinence d'urine a disparu et la cataracte également, puisque sa vue est parfaitement claire.

Numéro 27. Dame âgée de soixante-huit ans, décrépite avec cataracte sénile et se plaignant du manque d'appétit et de sommeil. Les données du premier jour furent : pouls, 80 ; vision, 4 et demi ; force, 10 ; température, 36°8 ; ne peut distinguer les couleurs ; état général très débilité. Après cinq injections faites les 4, 6, 9, 11 et 13 septembre, la dame nous dit être pleine de satisfaction, que son état général s'est transformé, qu'elle se sent légère, avec de la force, de l'appétit, du sommeil, choses dont elle avait beaucoup perdu l'usage depuis trois années ; tandis que maintenant elle dort

5 à 6 heures sans interruption, sa vue s'est si bien
améliorée qu'elle distingu·· es couleurs et lit déjà sans
difficulté des caractères de 3 millimètres, soit 1 mil-
limètre et demi plus petit que le premier jour. Cette
dame a aujourd'hui 84 pulsations; 16 livres de force
et température normale. Ce cas a déjà été relaté par les
reporters du journal *El Nacional*.

Le *numéro* 138 est un individu âgé de soixante-huit
ans, sans autre infirmité que la déchéance des forces
occasionnée par l'âge (débilité générale). Présenté le
9 octobre, je pris les données suivantes : pouls, 84 ;
vision, 3 et demi ; force, 25; température, 36°7; poids,
144 livres. Il reçut une injection et, le 11, je notai :
pouls, 90 ; vision, la même ; force, 27 ; la température,
37°; nonobstant cette amélioration *graphique*, le malade
n'accuse aucun progrès, puisqu'il sent la même débilité
qu'avant. Les injections continuent à trois ou quatre
jours d'intervalle sans résultats appréciables pour lui
jusqu'à la quatrième injection. A la cinquième, il revient plein de joie et nous relate avec animation, qui
se traduisait sur sa figure, qu'il avait recouvré presque
sa vigueur juvénile et que cela lui était d'autant
plus agréable, qu'il commençait à croire que les injections seraient pour lui sans résultats, puisqu'après quatre
injections il n'avait ressenti aucun soulagement. Cet
individu en est aujourd'hui à sa neuvième injection, il
éprouve toujours le même bien-être ; nous avons observé :pouls, 90 ; vision, 2; force, 35; température, 37°;
poids, 146. Par ces données, on voit que la circulation
s'est ranimée ; que sa force est notablement supérieure ;
que sa vue est devenue plus perçante ; et enfin que
son poids est supérieur de 2 livres et demie à celui
d'il y a un mois et quelques jours. Tout ceci, joint
au bien-être qu'il accuse et qu'il ressent sans doute,
font, de ce fait, un des plus dignes de considération.

Numéro 271. Vieillard de soixante-douze ans, dans
le même état d'abattement physiologique que ci-dessus.
Il ne se plaint d'aucune infirmité ni lésion, mais seulement de débilité exagérée de la vue, conséquence
de l'opération de la cataracte qui lui fut faite il y a

quelques années et du manque de forces. La première injection fut faite le 14 novembre ; les données remarquées avant l'injection étaient les suivantes : pouls, 70 ; vision, 28 (il ne pouvait lire que des lettres de 0^m,028 de hauteur) ; force, 20 ; température, 36°6 ; poids, 140 livres. Le patient nous dit qu'il ne peut pas marcher, parce qu'il fatigue beaucoup : la lassitude est tellement intense qu'il a dû venir en voiture à la consultation. Le 16, deux jours après la première injection, ce malade revient et nous dit que la lassitude a diminué notablement, qu'il avait pu marcher de son hôtel situé dans le centre jusqu'à mon cabinet, Saint-Hipolito, n° 13, sans fatigue, et que son bien-être est parfait.

De notre côté, nous pûmes observer que son pouls s'était élevé à 80 ; sa vue à 20 ; sa force à 25 ; sa température à 37°. Le poids ne fut pas relevé, étant donné le peu de temps écoulé. Le sujet en question en est aujourd'hui à six injections, reçues à intervalles de 3 à 4 jours, et à la dernière nous avons constaté que le pouls se maintient à 80 ; que la vision s'est améliorée à ce point qu'il peut lire des lettres de 0,0045 (4 millimètres et demi), que sa force s'élève à 28, gagnant 8 livres en quatorze jours, que sa température est normale, et enfin que son poids est supérieur d'une livre et demie. Bien-être général. La vue s'est tellement améliorée qu'il a remplacé ses lunettes qui étaient du n° 5 par de plus faibles du n° 4, avec lesquelles il voit parfaitement.

A la suite de ces cas véritablement notables que nous achevons de faire connaître et qui ont pour objet de faire constater les modifications favorables survenues chez les vieillards, à la suite du traitement par les injections, nous allons présenter d'autres cas qui révèleront les modifications survenues chez les individus dont la vieillesse est prématurée.

Numéro 7. Homme de quarante-sept ans, épuisé et faible, tant à cause de sa constitution chétive que par suite d'excès dans les travaux intellectuels. Cet individu fut un des premiers injectés. Le 12 août nous avions : pouls, 76 ; vision, 1 et demi ; force, 8 ; température, 36°,8 ; poids, 104 livres. Il lui fut fait une injection ce jour-là. Le 10 août, il revient en disant qu'il se trouvait bien mieux, qu'il avait pu marcher avec facilité ; que certaines douleurs rhumatismales avaient disparu, qu'il avait pu travailler intellectuellement avec beaucoup plus de facilité et, en somme, qu'il se sentait tout autre. On ne l'injecta pas à cette visite, mais le 28 seulement ; le bien-être se continuait ce jour-là. Après la seconde injection, l'amélioration s'accentua, et nous pûmes observer que son pouls était de 80 ; sa vue, 1 ; sa température, 37°0 ; sa force, 30 ; l'amélioration augmenta les jours suivants et, enfin, le 31 octobre, *après deux mois sans injection*, nous vîmes que son pouls et sa température étaient normaux ; sa vision, 1 ; sa force, 50 ; enfin son poids était augmenté de 4 livres et demie. Cet homme fut entièrement guéri en octobre.

Numéro 17. Monsieur de quarante-cinq ans, faible et épuisé par suite de travaux physiques et de vie dissipée. Il commença à s'injecter le 29 août. Une injection tous les trois à quatre jours. A la date du 29 août on constatait : pouls, 96 ; vision, 1 et demi ; force, 24 ; température, 37° ; poids, 154. Dès le jour suivant je notai une amélioration ; son pouls augmenta jusqu'à 104 pulsations et sa force à 27. Cette force augmenta progressivement jusqu'à atteindre, le 25 septembre, 65 livres. Son pouls descendit, après quelques jours, de l'accélération observée au pouls normal. La force acquise resta stationnaire à 65. Le 7 novembre les injections cessèrent, car dès cette date il ne les crut plus nécessaires, se sentant parfaitement bien. Cet individu se trouvait si bien, après si peu d'injections, que, s'il reprit le traitement, ce fut surtout par crainte de se trouver plus mal en les suspendant tout à fait. Il y a aujourd'hui un mois et demi qu'il ne s'injecte plus, et son état de santé est le même.

Numéro 142. Monsieur de quarante-cinq ans, sans autre maladie que la débilité générale produite par excès de travaux physiques. La première injection eut lieu le 10 octobre, et immédiatement, dès le 11, il accuse une amélioration sensible, se disant très content, se sentant très fort, plein de courage et d'ardeur

au travail. C'est un des cas dans lequel la réparation
a été des plus rapides. L'individu en observation reçut
seulement deux injections à un intervalle de huit jours,
et ne voulut pas continuer à s'injecter, disant qu'il était
tout à fait bien. Et de fait, dans ses manières et par son
expression on constatait le changement opéré. Sa force
s'éleva jusqu'au chiffre exceptionnel de 75 livres, alors
qu'elle avait commencé à 20.

Numéro 317. Individu de vingt-six ans, en parfait
état de santé. Ce jeune homme s'injecta, tant pour connaître les effets de l'injection que parce que nous l'en
avions prié, afin de pouvoir étudier les influences et modifications que ce nouvel élément thérapeutique exer-
çait sur un sujet sain. La première injection se fit le
15 novembre. Quatre jours après, il vint nous voir et
nous dit que, le jour de l'injection et les suivants, il
avait senti une grande gaieté, un grand bien-être, que
son appétit avait considérablement augmenté ; que son
sommeil était meilleur ; qu'enfin une de ses incisives
qui remuait s'était raffermie, et que la douleur qu'il y
ressentait auparavant avait disparu. Il attribuait ce
phénomène à l'injection. Ce fait paraît puéril et douteux ; cependant nous ferons connaître un fait semblable en observant le n° 71, entre les cas pathologiques.

Avant de terminer ce premier groupe, je dois faire
savoir que, chez tous les vieillards atteints de tremblement par suite de vieillesse, le tremblement s'est modifié notablement, ainsi que le prouvent les innom-
brables écrits et les épreuves graphiques originales,
que l'on a recueillis avec soin avant et après l'injection.

Il résulte des observations ci-dessus qui concernent
des individus que nous pouvons considérer en *état
physiologique*, et ce, en toute clarté et sans forcer l'in-
terprétation physiologique, que ces injections *dynamogéniantes* ont une action indiscutable sur l'organisme.
Cette action est générale, elle opère sur le cerveau,

comme le prouvent les sensations de bien-être, de gaieté,
de sommeil et d'appétit, que nous avons rencontrées
chez tous les vieillards observés. La sur-activité cérébrale est plus que prouvée par les faits pathologiques
que nous allons voir par la suite, comme dans les cas de
folie, bégaiement, perte de la mémoire, etc., etc. Son
action s'étend aux nerfs qui naissent à la base du cerveau, guérissant ainsi la paralysie faciale, l'atrophie
du nerf optique, l'anesthésie de la région frontale, provenant des lésions du *trijumeau*, diverses infirmités
de la rétine, etc., etc., et augmentant toujours le pouvoir visuel des individus qui ont l'organe de la vision
affaibli, que cette faiblesse soit due à la vieillesse ou
à tout autre cause débilitante. Le *bulbe* et la moelle
épinière, ainsi que les nerfs sensitifs et moteurs, sont
favorablement excités. La *dynamisation* nerveuse est
si claire et si évidente, qu'il suffit de jeter un coup
d'œil sur les divers paralytiques et amaurotiques
aveugles, qui ont recouvré l'usage de leurs mouvements et de leur vue, pour être persuadé de la vérité
de nos affirmations.

Le grand sympathique, comme les autres nerfs,
exerce son action à augmenter le nombre de pulsations
et la température, ainsi que nous l'avons vu chez les
vieillards froids, qui ont avant l'injection une température de 35°,8, par exemple, laquelle redevient normale après. La nutrition générale, régie par le système
nerveux, devient évidente par l'augmentation de poids,
que vient prouver encore la *bascule*, et une plus grande
dureté des muscles, ainsi que l'aspect de l'individu
qui change notablement, parce qu'il sent son action
favorable sur le travail, puisqu'il fatigue moins et

qu'il peut exécuter des actes dont il ne pouvait auparavant savourer le plaisir. En résumé, le bien-être, la gaieté, l'augmentation du pouvoir visuel, ainsi que la petite augmentation de température, l'appétit et la régularisation des fonctions digestives, l'augmentation de la puissance génésique, l'accroissement continu des forces et du poids, indiqué par la bascule et le dynamomètre, nous prouvent la vérité des faits physiologiques observés par le savant Brown-Séquard.

CHAPITRE II

OBSERVATIONS PERSONNELLES DE L'AUTEUR

Sénilité simple.

Des effets du suc testiculaire employé dès les premières manifestations de la sénilité. — Retour rapide à l'âge viril.

OBSERVATION I

M. A. D..., âgé de soixante-six ans, architecte, est d'une constitution excellente. Jamais il n'a été sérieusement malade, mais il a eu une longue existence de travail intellectuel et physique dont il a certainement abusé. Depuis quelques années, sans que M. A. D... puisse accuser la moindre souffrance, le sommeil est devenu mauvais, l'appétit a diminué ; l'amaigrissement général, l'atrophie musculaire se sont accentués progressivement, les membres inférieurs, puis les bras sont devenus faibles. Au moment où nous voyons M. A. D. pour la première fois, le 25 octobre 1890, il ressemble à un véritable château branlant que le moindre souffle semble devoir ren-

verser. Il lui est impossible de gravir un étage sans l'appui
d'un bras, et il est incapable, seul, de monter soit en chemin
de fer, soit en voiture. Le dynamomètre accuse cette faiblesse
extrême. C'est à peine si la vessie a la force de projeter l'urine
qui tombe sur les chaussures ; la faculté d'érection est complètement abolie, et la défécation est impossible sans le secours
de lavements ou de laxatifs pris à l'intérieur. Les battements
du cœur sont réguliers mais faibles, la respiration est bonne ;
je constate seulement un peu de toux et quelques crachats
épais le matin. M. A. D... s'enrhume très facilement depuis
trois ans et garde quelquefois la chambre pendant l'hiver. Le
28 octobre 1890, je conduis M. A. D... chez le professeur
Brown-Séquard, qui pose le diagnostic de *parésie*, en éliminant,
pour le moment du moins, toute idée de paralysie ou d'ataxie
locomotrice, et conseille l'emploi des injections sous-cutanées
de suc testiculaire de cobaye. Ce jour-là, la force mesurée au
dynamomètre accusait à droite 5 à la pression de la main et
6 à la traction ; à gauche, 4 à la pression, 5 à la traction. Les
jambes étaient si faibles que M. A. D.. pouvait à peine produire l'effort suffisant pour les détacher du tapis, et, une fois
assis sur une chaise, il ne pouvait se lever seul. Le traitement
fut commencé le 30 octobre et continué jusqu'au 11 décembre
sans interruption, à raison d'une séance de quatre injections
de suc testiculaire, d'un centimètre cube chacune, tous les deux
jours, ce qui portait à vingt le nombre des séances, et à quarante celui des injections.

L'essai n'avait pas été infructueux, l'état général avait beaucoup gagné, l'état local s'était amélioré d'une façon appréciable. Le sommeil était complètement rétabli, l'appétit excellent,
la projection de l'urine s'était accrue de vingt centimètres, et
la défécation avait lieu d'une façon régulière sans le secours
de lavements ou de laxatifs. La toux ainsi que les crachats du
matin avaient cessé rapidement pour ne plus revenir. La sensibilité au froid était bien moindre qu'avant le traitement, la
physionomie et l'œil en particulier avaient retrouvé l'anima-

tion et la vie ; la mémoire et la faculté de travail avaient subi une notable amélioration. M. A D.. sentait en lui un bien-être qu'il ne connaissait plus depuis longtemps.

Les forces musculaires, quoique minimes, avaient augmenté au lieu de décroître. Au dynamomètre la pression accusait 15 à droite et 13 à gauche, au lieu de 5 et de 4, chiffres constatés par le professeur Brown-Séquard, le 28 octobre ; la traction donnait 14 à droite et 11 à gauche, au lieu de 6 et de 5 constatés à la même consultation. M. A. D... pouvait se lever seul d'un siège bas, en prenant un point d'appui avec les mains. Donc, la force des bras et des jambes s'était accrue , il pouvait marcher sans traîner le pied sur le tapis et descendre un étage, même sans tenir la rampe.

M. A. D..., se trouvant beaucoup mieux, suspendit le traitement et put s'occuper activement de ses travaux qui nécessitaient parfois des déplacements importants. L'amélioration acquise se maintint jusqu'au 25 janvier, c'est-à-dire pendant quarante-cinq jours, lorsqu'à la suite d'un léger refroidissement les forces baissèrent rapidement. Quand M. A. D.., vint me voir au commencement de février 1891, le dynamomètre était tombé de 15 à 7 à gauche, et de 13 à 5 à droite ; l'ascension de l'escalier sans tenir la rampe était devenue impossible. Six séances suffirent pour ramener les forces au point où elles étaient arrivées au commencement de décembre 1890. Depuis lors, M. A. D... a continué le traitement jusqu'au 22 juillet dernier, sans interruption, à raison d'une séance par semaine. Le dynamomètre accuse 22 à droite, 19 à gauche, la marche est beaucoup plus légère, la miction et la défécation se font aussi bien que possible, l'appétit et le sommeil sont excellents. En un mot, l'état général laisse peu à désirer.

Les organes génitaux seuls n'ont rien ou presque rien gagné au traitement.

Un fait à noter. M. A. D..., affligé depuis une année d'une fistule à l'anus, a constaté que celle-ci avait suppuré de moins en moins et fini par disparaître complètement. A la reprise de la médication, j'avais fait administrer chaque semaine, en plus de la séance d'injection, deux lavements de suc testiculaire.

(Dr COIZET.)

Cette observation ne permet pas de douter un seul instant de l'action dynamogéniante du suc testiculaire sur ce vieillard, qui n'avait d'autre maladie que la sénilité :

1° Parce qu'aucun autre médicament n'a été employé concurremment avec le suc testiculaire ;

2° Parce que le relèvement des forces coïncide exactement avec l'application du traitement ;

3° Parce que ces mêmes forces retombaient quelques jours après la suspension de la médication, pour se relever promptement et se maintenir, en s'accroissant, dès la reprise des injections.

Cette observation est d'accord, en tous points, avec les faits consignés dans la communication faite à la Société de Biologie par Brown-Séquard.

Si les fonctions génitales n'ont retiré aucun bénéfice du traitement, c'est que, dans ce cas particulier, ces fonctions étaient complètement éteintes, et qu'aucune puissance au monde, pas même celle du suc testiculaire, ne peut ressusciter les organes qui sont vraiment morts. Les choses se seraient passées certainement tout autrement si les organes de la génération n'avaient été qu'affaiblis ; et, si faible qu'eût été l'étincelle de vie, elle se serait rallumée sous l'influence de l'agent régénérateur.

OBSERVATION II

Madame A..., soixante-quatorze ans, ne peut se remettre d'une violente attaque d'influenza survenue en février 1890.

L'examen des organes ne permet de constater aucune lésion
pouvant entraîner la mort. Pourtant, l'état général devient de
jour en jour si misérable, que le dénouement fatal paraît iné-
vitable, à courte échéance. Ce sont surtout les fonctions digestives et la circulation de retour qui sont atteintes. Madame A..
ne supporte plus aucun aliment ; le lait, le bouillon, le vin de
Champagne sont rejetés par les vomissements. Les membres
inférieurs sont œdématiés jusqu'au-dessus du genou, la faiblesse est si grande que la pauvre femme ne peut même plus
se tenir assise sur son lit. Les urines sont presques nulles. La
nuit est agitée par la fièvre et du délire accompagné d'hallucina-
nations. Ni la caféine, ni la digitale n'ont pu relever le muscle
cardiaque.

Le 15 novembre 1890, je décide la famille à accepter les
injections de suc testiculaire, et le jour même je pratique, à six
heures d'intervalle, deux injections d'un centimètre cube. La
nuit qui suit cette première séance est plus mauvaise que les
précédentes ; la malade a une fièvre intense 39°,5 et des frissons
à plusieurs reprises. Mais, dès le lendemain, les vomissements
cessent et quelques cuillerées de bouillon, un peu de Champagne sont pris avec plaisir et tolérés. Le 16, je pratique une
nouvelle injection d'un centimètre cube ; la nuit se passe sans
fièvre. Madame A... dort pendant quatre heures. Les 17, 18
et 19, le traitement continue à la dose d'un centimètre cube,
l'état général s'améliore chaque jour : le bouillon, le lait, le vin,
un œuf à la coque sont parfaitement supportés, les urines sont
abondantes, les membres inférieurs désenflent et, le 30 novembre, la malade est debout, après dix injections.

Pendant le mois de décembre, je fais seulement quatre injections et le 15 janvier 1891, après deux nouvelles injections,
je cesse tout traitement. Madame A... a repris ses forces, peut
descendre ses quatre étages et faire ses petites affaires. Depuis
cette époque, la guérison ne s'est pas démentie. (Dr GOIZET.)

Dans cette observation, comme dans celle qui précède, il est impossible de nier l'action du suc testiculaire.

Je pourrais consigner ici, dans tous leurs détails, quinze autres cas de sénilité simple constatés et soignés sur des vieillards des deux sexes, 9 hommes et 6 femmes, de soixante à soixante-quinze ans. Mais, pour ne pas répéter des faits qui tous se ressemblent, je me contenterai de dire que les résultats, sans aucune exception, ont toujours été prompts et satisfaisants, que la durée du traitement n'a pas dépassé trois mois et que, dans trois cas, cinq injections ont suffi. J'ajouterai que, sur les vieillards, quand l'amélioration est bien établie, les lavements du suc testiculaire rendent de réels services.

OBSERVATION III

M. S..., homme de lettres, âgé de cinquante-neuf ans, est d'une forte corpulence, le tour de la taille mesure 1ᵐ,28. La santé habituelle est excellente. Les appareils digestifs et circulatoires sont irréprochables. Les fonctions de la génération s'accomplissent sans effort, sans fatigue et avec une puissance qu'on rencontre rarement à cet âge. Les facultés intellectuelles sont excellentes, et le travail est aussi facile qu'il y a vingt ans. M. S... pourrait à bon droit se dire jeune encore, s'il ne sentait en lui l'impression de la vieillesse qui commence à s'installer. C'est la projection de l'urine qui est plus faible, c'est la défécation qui est plus laborieuse c'est le sommeil qui est interrompu par les rêves et moins réparateur. Enfin et surtout c'est l'emphysème pulmonaire qui rend la respiration très pénible. C'est à la respiration que le temps a fait la première brèche qui livrera peu à peu passage au cortège des faiblesses diverses qui constituent la vieillesse. Pourrons-nous repousser ces premières manifestations de la sénilité, puis réparer la brèche faite par le temps et retarder de quelques années un

nouvel envahissement ? L'expérience va se charger de répondre.

Je commençai le traitement dans la première quinzaine
d'avril dernier, à raison de trois séances d'inoculations de suc
testiculaire de cobayes chaque semaine. Le vaccin employé
était dilué au cinquième, et la dose injectée à chaque séance
était de 3 centimètres cubes. Après trois semaines de traitement
et neuf séances d'inoculations, non-seulement je n'avais obtenu
aucune amélioration, mais M. S... était beaucoup plus lourd
après les repas, se sentait moins disposé au travail et éprouvait
une lassitude générale qui le portait au sommeil. Je conseillai
un repos de quinze jours. Deux semaines plus tard, M. S...
reprenait courageusement la médication. Cette fois, je crus
devoir diminuer l'intensité du traitement et me bornai à ad
ministrer, deux fois par semaine, 2 centimètres cubes de vaccin séquardien.

Aujourd'hui, après un nouveau traitement de deux mois,
c'est-à-dire de 17 séances d'inoculations, l'emphysème a presque complètement disparu. M. S... monte les escaliers et marche avec une facilité beaucoup plus grande. Au moment où
je commençai à l'injecter, il ne pouvait gravir plus d'un étage
sans s'arrêter ; maintenant il visite plusieurs fois par semaine
un parent qui habite un cinquième étage, et peut accomplir
cette ascension sans se reposer et presque sans essoufflement.
Le tour de la taille, qui mesurait 1^m,28, ne mesure plus que
1^m,12, soit une différence de 16 centimètres ; le sommeil est
devenu très régulier, plus profond, sans rêves, et toutes les
autres fonctions, entre autres la défécation et la miction, s'accomplissent dans des conditions notablement meilleures
qu'auparavant. M. S... n'a plus l'impression fâcheuse de la
vieillesse qui s'implante. Il sent bien nettement que le traitement l'a reporté en arrière, en plein sur le plateau de la virilité
où il se sent en humeur de rester plusieurs années encore,
tellement il a conscience de la force et de la vie qui sont revenues en lui.

M. S... avait, depuis de longues années, un eczéma très persistant qui a presque complètement disparu au cours du traitement.
(D' Goizet.)

Cette observation importante prouve d'une façon évidente :

1° Qu'il est possible, avec l'emploi des injections de vaccin séquardien, d'arrêter la marche de la sénilité, d'en faire disparaitre les premiers symptômes et de ramener à la virilité ceux qui viennent d'entrer dans le champ de la vieillesse, en prolongeant ainsi la durée de la vie active et réelle pendant un certain temps. Ce temps peut durer plusieurs années ; mais, si court qu'il soit, il n'en constitue pas moins une conquête véritable sur la mort, personne ne peut plus en douter ;

2° Qu'il ne faut pas se décourager après un premier échec, et qu'il suffit parfois d'une simple modification dans le dosage du traitement pour obtenir un résultat plus heureux ;

3° Que les effets du vaccin séquardien se sont accomplis lentement et sans secousse. Cette façon d'opérer du suc testiculaire n'est pas rare chez les personnes dont l'embonpoint est exagéré, et elle est constante chez celles dont la dépression est encore peu accusée. Il est à remarquer, en effet, que plus la faiblesse est grande, plus le relèvement des forces est promptement appréciable.

L'observation de M. S..... répond victorieusement à la lettre que m'écrivait M. J. L... Cette lettre exprime d'une façon précise l'état d'un si grand nombre de personnes, hommes et femmes, parvenues au sommet du plateau et tout près de faire le premier pas vers la des-

cente, que je ne puis résister au désir de l'insérer à
cette place même.

MONSIEUR,

Voulez-vous me permettre de vous adresser la question suivante :

Il me semble que le procédé de notre grand Brown-
Séquard pourra être très utilement employé dans les
conditions suivantes :

Prenez un homme de cinquante ans, mais très bien
portant, sans lésion organique d'aucune sorte, sans
affaiblissement quelconque, mais cependant se rendant
compte que, depuis quelques années, il y a légère dépression, la devinant comme logique, plutôt que la
ressentant.

Ne serait-ce pas le moment d'avoir recours à ce traitement revivificateur, non plus à titre de guérison,
mais à titre de conservation, de réexcitation des facultés physiques et cérébrables, ce qui, chose très
importante, retarderait la période critique de soixante
ans et au moment où l'homme a toute sa valeur et son
expérience acquise, lui permettrait de travailler plus
utilement ?

Telle est l'idée que je vous soumets : prévenir la
vieillesse et la maladie et non plus seulement lutter
contre un état maladif ou sénile.

Excusez-moi de mon indiscrétion et veuillez agréer
l'expression de mes sentiments les plus distingués.

                                        J. L...

M. J. L... a du reste fait sur lui-même l'expérience
de l'agent puissant que nous préconisons, et la dernière
phrase d'une lettre qu'il m'écrivit, au mois de mai dernier, témoigne des bons résultats obtenus ; voici cette
phrase :

Permettez-moi, mon cher docteur, de proclamer les résultats merveilleux de la méthode dont j'ai ressenti très nettement les effets.

Agréez, etc., etc.   J. L...

Je pourrais citer plus de vingt-cinq cas identiques à ceux que je viens de publier, mais tous se ressemblent tellement que je me contente de les signaler, afin d'éviter les répétitions. Pourtant je dois mentionner un fait important qui s'est manifesté dans le cours de la cure de Mme V..., âgée de cinquante-quatre ans.

OBSERVATION IV

Depuis six ans, c'est-à-dire depuis l'âge de quarante-huit ans, la menstruation chez Mme V... avait cessé sans reparaître même une seule fois. Au bout de sept semaines de traitement et après la onzième séance de deux injections d'un centimètre cube de vaccin au cinquième, en même temps que Mme V... retrouvait les forces perdues, elle reprenait la physionomie, la vigueur et l'ardeur d'une femme de quarante ans. Comme complément de ce regain de jeunesse, les règles firent à nouveau leur apparition, et, depuis le mois de février, date de cet heureux événement, c'est-à-dire depuis six mois, cette fonction physiologique s'est accomplie avec une régularité parfaite.   (Dr Goizet.)

CHAPITRE III

Observations qui démontrent d'une façon évidente l'influence du suc testiculaire des mammifères, employé en injections sous-cutanées chez l'homme aux différents âges de la vie, soit pour prolonger le bon fonctionnement des organes de la génération, soit pour leur rendre la puissance diminuée ou perdue.

Le rôle prépondérant que jouent dans la vie de l'homme les fonctions de la génération donnent aux observations qui vont suivre un immense intérêt et une portée incalculable. Impuissant à perpétuer sa race, l'homme devient un être inutile. Obligé de renoncer à l'amour, il n'a plus de place à prendre dans la constitution de la famille humaine, dont la base est l'union des sexes. Ne partageant ni les joies, ni les peines, ni les avantages, ni les charges du foyer, il en est forcément exilé. La vie misérable qu'il traîne péniblement n'inspire que la pitié.

OBSERVATION I

M. X..., de Mexico, âgé de trente-deux ans, a eu, presque sans intervalle, à l'âge de vingt-quatre ans, une attaque de

vomito negro et un rhumatisme articulaire grave. A la suite
de ces deux grandes secousses, l'estomac est devenu paresseux,
et l'on constate aujourd'hui une légère dilatation et une dys-
pepsie flatulente. Mais ce qui attriste surtout M. X..., c'est
qu'il a perdu, depuis cette époque, toute faculté d'érection.

Venu à Paris au mois d'août dernier, il reçut les soins éclai-
rés de notre éminent maître, M. le Dr Lancereaux, qui améliora
beaucoup l'état de l'estomac, mais échoua complètement dans
le traitement de l'impuissance.

M. X... était accompagné dans son voyage par son compa-
triote, le Dr de la Fuente. Celui-ci conduisit son ami chez le
professeur Brown-Séquard, afin de prendre l'avis du maître sur
l'efficacité de la méthode des injections de liquide testiculaire
dans ce cas particulier.

M. Brown-Séquard ne jugea pas le cas favorable et prévint
médecin et malade que les chances d'insuccès étaient aussi
grandes, au moins, que les chances de succès. Néanmoins, il
leur dit qu'ils pouvaient, sans crainte, essayer sa méthode et
me les envoya.

Du 1er au 14 octobre, je fis sept séances de trois injections, pratiquées à une demi-heure d'intervalle les unes des
autres.

Après la quatrième séance, le succès fut complet, et M. X...
fut tourmenté toute la nuit par un véritable priapisme. Le
même phénomène se renouvela après la sixième séance.

J'ajouterai que M. X...., pour ne conserver aucun doute sur
l'efficacité de la méthode, avait mis à profit les heureuses dis-
positions qui avaient suivi son application.

M. X... est retourné à Mexico par le bateau du 15 octobre,
plein de confiance dans le succès définitif, et depuis a repris
l'usage du suc testiculaire. Les nouvelles que nous avons
reçues nous permettent de dire que les résultats obtenus se sont
maintenus et développés heureusement.   (Dr GOIZET.)

OBSERVATION II

M. B..., vingt-six ans, lithographe, a fait deux années de
service militaire au Tonkin. Rapatrié depuis deux ans, pour
cause de maladie, il a conservé une diarrhée sanguinolente que
n'ont pu enrayer ni le régime, ni les médicaments. Depuis plus
d'une année, les organes de la génération se sont atrophiés
dans de notables proportions et sont réduits à l'état d'impuissance absolue. Au contact d'une jeune fille, pour laquelle il
éprouvait avant son départ pour le Tonkin une véritable pas-
sion, M. B... ne ressent pas le moindre désir. Ce malheureux
jeune homme en est arrivé à un état tel de faiblesse et d'hypocondrie qu'il a pris en dégoût l'existence et que, plusieurs
fois déjà, il a tenté de mettre à exécution les idées de suicide
qui le hantent constamment.

Le 16 février 1891, je commençai le traitement à raison de
trois injections du suc testiculaire, tous les deux jours. Le 2
avril, après quarante-cinq jours d'application de la méthode et
vingt-trois séances de trois injections, M. B... était débarrassé
de sa diarrhée ; l'appétit et le sommeil étaient excellents, les
forces et l'embonpoint revenaient à vue d'œil. Les fonctions
génésiques, bénéficiant aussi de cette régénération générale
avaient reconquis toute leur énergie. La gaieté avait remplacé
l'hypocondrie et les idées de suicide. M. B..., redevenu un
homme, grâce aux injections du suc testiculaire, n'était plus
indifférent au contact de sa fiancée, qu'il épousait le 20 juin
dernier. Courageux au travail, bien portant, ce jeune homme
qui voulait mourir, il y a quatre mois, réclame aujourd'hui sa
place au soleil et sa part de jouissance.   (Dr GOIZET.)

OBSERVATION III

M. X..., trente-huit ans, a beaucoup abusé de l'onanisme
jusqu'à vingt-deux ans. Paresseux, sans la moindre énergie, il
est d'un caractère faible et morose. Quoique fort en apparence,

il ne résiste pas à la fatigue. Marié à vingt-quatre ans à une femme dont il était très épris, il se livra sans retenue aux plaisirs vénériens pendant la première année de son ménage. Pourtant à ce moment déjà les érections étaient molles, incomplètes et fugitives. La marche vers l'impuissance fut rapide, et les excitants de toute nature auxquels M. X.., avait recours *intus et extra* ne firent qu'accélérer la chute. Dès l'âge de trente ans, le coït était devenu impossible. Malgré cet état amentable, les désirs avaient persisté, et M. X... constatait quelquefois au réveil une velléité d'érection, qui disparaissait du reste aussitôt.

M. X... vint me consulter le 3 mars 1891 et, dès le lendemain, je pratiquai deux injections d'un centimètre cube de suc testiculaire. La nervosité du malade m'obligea à ne faire qu'une séance de deux injections seulement tous les cinq jours. Malgré le peu d'intensité du traitement, les bons effets commencèrent à se faire sentir dès la cinquième séance ; au bout de soixante jours de médication et de douze séances, le succès était complet. Depuis le mois de mai, M. X... est dans un état très satisfaisant, et pourtant il n'a eu que deux fois, depuis cette époque, recours à la précieuse liqueur. (Dr GOIZET.)

OBSERVATION IV

M. T..., quarante-huit ans, ataxique avancé, a perdu depuis plusieurs années toute faculté d'érection.

En avril dernier, M. T..., sur les conseils de son médecin ordinaire, M. le Dr Basset, me fit appeler pour lui appliquer la méthode des injections séquardiennes.

Après dix séances pratiquées à deux jours d'intervalle M. T... cessa le traitement à cause de la douleur que lui faisait éprouver l'introduction de l'aiguille à travers la peau hyperesthésiée, et ne retira aucun bénéfice de l'application de la méthode en ce qui concerne l'ataxie locomotrice. Mais, dès la sixième injection, les érections avaient reparu, et depui

lors, c'est le docteur Basset qui l'affirme, les organes génitaux
ont conservé la puissance reconquise sous l'influence dynamogéniante du suc testiculaire.   (Dr GOIZET.)

OBSERVATION V

M. L..., soixante ans, très robuste, aucune lésion organique,
n'a, jusqu'à présent, senti les atteintes de la sénilité que par
une diminution très marquée, depuis deux ans, de sa puissance
génésique, qui s'en va rapidement. Les érections rares : une fois
à peine, toutes les cinq à six semaines, sont devenues de plus
en plus incomplètes. Dix séances de deux injections d'un
centimètre cube de suc par semaine ont suffi pour rendre à
M. L... toute la virilité qu'il possédait il y a douze ans.
Depuis six mois, M. L..., qui tient à rester homme le plus
longtemps possible et à conserver ce qu'il a regagné, fait une
séance de deux injections tous les vingt jours. (Dr GOIZET.)

OBSERVATION VI

M. V..., ancien officier de marine, encore très vigoureux,
quoique rhumatisant, porte gaillardement ses soixante-onze
ans, et ne se plaint, gaiement du reste, que du peu d'exigence
de ses organes génitaux. Une petite tempête de temps en
temps au milieu de ce calme par trop plat contribuerait
beaucoup, dit-il, à diminuer la monotonie des derniers jours
de la traversée. C'est donc la tempête que l'amiral V... vient
demander aux injections séquardiennes. Douze injections, d'un
centimètre cube de suc testiculaire, au vingtième, pratiquées
en quinze jours, ont suffi pour rétablir les fonctions génitales.
Depuis le mois d'avril, M. l'amiral V... a déjà essuyé, sans
sombrer, plusieurs tempêtes, et il espère que le temps des
orages n'est pas encore fini.   (Dr GOIZET.)

OBSERVATION VII

Je ne puis me soustraire à l'obligation de dire deux mots d'un fait qui m'a été raconté par le professeur Brown-Séquard et qui ne peut être mis en doute, si invraisemblable qu'il paraisse, parce que ce fait est la démonstration claire et incontestable de la puissance dynamogéniante du suc testiculaire.

Il s'agit d'un vieillard de quatre-vingt-huit ans, très connu dans le monde de la haute finance, et sur lequel les injections séquardiennes ont opéré une résurrection des forces génésiques assez complète pour tenir tête à plusieurs sujets du corps de ballet de l'Opéra. Le médecin traitant, étonné de la médication, mais effrayé des conséquences qu'elle pouvait avoir, crut devoir renoncer à l'application de la méthode, à la grande satisfaction de la famille et au grand regret du vieux Céladon. (Dr GOIZET.)

Si les faits qui précèdent sont de nature à prouver l'action puissante du suc testiculaire sur les organes affaiblis de la génération, ils pourraient aussi induire en erreur nos lecteurs en leur faisant croire que les succès sont constants et que la précieuse découverte de Brown-Séquard est un spécifique infaillible, capable de remédier à tous les cas de sénilité des fonctions génésiques. Il est de mon devoir de prémunir les malades contre cet excès de confiance capable d'amener de cruelles désillusions. En thérapeutique, la règle a ses exceptions aussi bien quand il s'agit du suc testiculaire que lorsqu'il s'agit de tout autre agent tonique. Dans le cas qui nous occupe, les exceptions sont rares heureusement, mais elles n'en existent pas moins et sont presque impossibles à prévoir avant l'expérience. J'ai

souvent réussi là où je croyais échouer, et j'ai quelquefois échoué quand tout me faisait espérer la réussite.
Je ne vais pas jusqu'à dire que les exceptions confirment la règle, mais elles n'empêchent pas celle-ci
d'exister. Je puis en outre affirmer, avec la certitude
d'être dans la vérité, que l'action du vaccin séquardien
sur la conservation, la prolongation ou le rétablissement de la virilité est réelle et efficace, et je proclame
hautement les bienfaits que cet agent revivificateur,
à peine né, a déjà rendus à l'humanité.

CHAPITRE IV

Anémie.

Action des injections du suc testiculaire chez les anémiques.

OBSERVATION I

Mlle T..., seize ans, petite, d'un développement difficile, souffre beaucoup dans les régions lombaire et abdominale, lorsqu'arrive la première semaine de chaque mois, et cela depuis une année seulement. En même temps, les sens se gonflent, durcissent, le caractère devient plus irritable. Tout fait supposer l'apparition prochaine de la menstruation. Pourtant les symptômes durent depuis un an, et les règles ne se sont pas établies. Cet état persiste et s'aggrave, malgré l'emploi de la médication ordinaire : fer, arsenic, exercice au grand air, hydrothérapie, bains de mer, frictions aromatiques, bains de jambes, infusions chaudes, légèrement excitantes, à l'approche de l'époque présumée et pendant cette époque. Peu à peu, la peau se décolore, les veines superficielles sont petites et vides, les lèvres et les ongles sont pâles. Mlle T... ne peut marcher un peu vite et encore moins courir ou monter, sans essoufflement, sans palpitations violentes. La migraine avec vomissements, les névralgies susorbitaires, les douleurs intercostales se succèdent et se remplacent sans interruption.

L'appétit est nul ou dépravé, la digestion douloureuse et laborieuse, la constipation presque invincible. L'auscultation du cœur dénote un bruit de souffle aortique au premier temps, bruit qui se prolonge dans les vaisseaux du cou.

Quand je fus appelé à donner mes soins à Mlle T..., au mois de novembre 1890, l'anémie avait fait de tels progrès que la malheureuse jeune fille languissante et faible pouvait à peine marcher pendant quelques minutes. Les études et même la lecture avaient dû être suspendues. Le sommeil était lourd, pénible ou troublé par des hallucinations. La malade, triste, mélancolique, ne prenait part à aucune des distractions de son âge. Les urines étaient décolorées, les membres inférieurs enflés le soir, les yeux et le visage bouffis.

Les progrès de l'anémie avaient suivi une marche si rapide que l'état devenait réellement alarmant. Je suspendis toute médication intérieure et, le 10 novembre, je pratiquai, dans la région fessière, une première injection sous-cutanée d'un centimètre cube de suc testiculaire au vingtième. Cette première séance ayant été très bien supportée et la malade ayant passé une nuit relativement calme, je recommençai le lendemain 11 et ainsi de suite, tous les jours, pendant une semaine. A la huitième séance, Mlle T... était plus gaie, avait un peu d'appétit, digérait mieux, dormait plus paisiblement et pouvait marcher pendant un quart d'heure environ, sans trop de fatigue. A partir du 20 février, je fis deux séances d'injections à raison de deux centimètres par séance, chaque semaine pendant quinze jours. L'amélioration était manifeste ; la malade, qui mangeait, digérait et dormait fort bien, se prétendait guérie. Je ne fis plus qu'une seule séance de trois centimètres cubes par semaine. Le 25 décembre, au matin, la menstruation s'était établie sans effort et sans douleur. Mlle T... se trouvait dans un état si satisfaisant que je suspendis les injections. Il a été inutile de les reprendre depuis. Le traitement avait duré six semaines ; 24 centimètres cubes de suc testiculaire avaient été injectés en seize séances. Du 24 janvier au

18 juillet 1891, sept menstruations se sont accomplies de la façon la plus normale et sans autres souffrances que les malaises habituels, à cette époque, chez les jeunes filles bien portantes. Le développement physique et intellectuel reprit avec la santé un cours rapide, et Mlle T..., qui vient d'avoir ses dix-sept ans, est devenue, en moins d'un an, une belle et forte femme, parfaitement apte au mariage.   (Dr GOIZET.)

OBSERVATION II

M. le Dr X..., quarante-deux ans, chirurgien de la marine, a fait un long voyage au Congo, au cours duquel il a contacté les fièvres intermittentes pernicieuses et une dysenterie grave. Rapatrié depuis 18 mois, les forces ne revenant pas malgré un régime bien approprié, une médication tonique bien indiquée et plusieurs cures climatériques, M. le D. X... a suivi, à l'institut de la rue de Berri, sous ma direction, du 17 février au 22 mars, un traitement de douze séances de deux injections d'un centimètre cube de suc testiculaire. Dès la cinquième injection, M. le Dr X... allait mieux ; à la douzième, le rétablissement des forces était complet ; le 3 mai, il reprenait la mer en parfaite santé, ayant engraissé de 9 kilogrammes.   (Dr GOIZET.)

OBSERVATION III

M. C..., dix-huit ans, préparant ses examens à l'Ecole polytechnique, est pris, au mois d'octobre 1890, par une fièvre typhoïde grave qui ne se termine qu'en novembre et dont la convalescence se prolongeait indéfiniment avec un dérangement d'entrailles continuel. L'amaigrissement était effrayant, la faiblesse extrême, aucun travail intellectuel n'était plus possible. Six semaines de séjour à Cannes n'avaient amené aucune amélioration. Les parents de M. C... me l'envoyèrent le 7 février 1891, et je commençai le traitement le jour même par

deux injections d'un centimètre cube de suc testiculaire au
cinquième. Je continue le traitement à la même date à raison
d'une séance tous les deux jours. Le 17, c'est-à-dire dix jours
plus tard, la diarrhée était arrêtée ; le 2 mars, M. C... était
guéri et pouvait reprendre ses études ; son poids avait augmenté
de 5 kilogrammes en vingt-cinq jours. Aujourd'hui personne ne
pourrait reconnaître le pauvre mourant du mois de février.
M. C... a reçu vingt-huit injections d'un centimètre cube en
quatorze séances.   (Dʳ GUIZET.)

OBSERVATION IV

M. H. S..., trente-quatre ans, directeur d'un grand journal
politique quotidien de Paris, a été, depuis quelques mois, très
affecté par trois hématémèses évaluées à plus d'un litre de sang
pour chacune d'elles. Ces hémorragies attribuées, par plusieurs
de nos célébrités médicales les plus compétentes et par moi-
même, à des causes diverses, avaient laissé M. H. S... dans un
état de faiblesse générale qu'un séjour de deux mois à Arca-
chon n'avait pas amélioré. La lettre que m'écrivait le docteur
Bourdier, qui avait soigné M. H. S... pendant sa villégiature, n'était rien moins que rassurante et constatait que l'état
de faiblesse du malade n'avait subi aucune modification heureuse.

Dans la semaine qui suivit le retour à Paris, une hémorragie
nouvelle eut lieu avec évacuation abondante de sang par
l'intestin. Mais la nature du malaise éprouvé indiquait d'une
façon certaine que l'estomac était, cette fois encore, le siège
de l'écoulement sanguin. Ce fut du reste l'avis de M. le docteur
Duguet, qui vit le malade avec moi, à quelques jours de là.
M. H. S... était d'une faiblesse extrême et tolérait mal les
médicaments ordonnés. Après une dizaine de jours de régime
lacté et de repos au lit, je supprimai tout le traitement prescrit, voyant que celui-ci ne parvenait pas à relever les forces.
Je commençai alors le 8 juin les injections de suc testiculaire

duplicate...

à raison d'une injection d'un centimètre de liquide testiculaire tous les deux jours. Au bout de quelques injections, M. H. S... se sentit mieux, et les forces revinrent promptement. A la fin de juillet, mon malade est aussi bien qu'il n'a jamais été, il est plein de courage et d'énergie morale, mange, digère et dort dans la perfection. Le poids du corps a augmenté de 2 kilogrammes. Des vertiges existant depuis plusieurs années ont disparu. J'arrête le traitement, M. H. S... devant partir en voyage pour un mois. (Dr GOIZET.)

Les quatre observations qui précèdent sont choisies parmi beaucoup d'autres. Elles suffiront à établir, dans l'esprit de nos lecteurs comme dans le nôtre, que le suc testiculaire, employé sous forme d'injections, est un tonique merveilleux par la puissance de son action et la rapidité de ses effets. Je ne connais aucune puissance qui puisse rivaliser avec lui dans le traitement de l'anémie.

Dans les quatre cas que je viens de citer la vertu dynamogénique du nouvel agent thérapeutique ne peut être mise en doute, puisque, avant d'en commencer l'emploi, j'avais eu le soin de supprimer depuis plusieurs jours toute autre médication. Ce n'est, du reste, qu'après l'échec de ces médications diverses que j'avais eu recours à son usage.

CHAPITRE V

Du Cerveau.

De l'emploi du suc testiculaire dans les affections des centres nerveux.

Pour tout ce qui a trait aux affections mentales, n'ayant eu personnellement aucun malade à soigner, je ne saurais mieux faire que de citer textuellement les expériences du savant professeur Mairet, de Montpellier, présentées et commentées par Brown-Séquard en janvier 1890.

I. — Parmi les faits que j'ai à rapporter, ceux que je trouve dans une leçon (1) du professeur Mairet, de Montpellier, sont assurément les plus importants à tous égards. Je vais reproduire ici plusieurs parties de cette leçon, en y ajoutant quelques remarques et des figures

(1) *Bulletin médical de Paris*, mercredi 12 février 1890, p. 141. Cette très remarquable leçon est due à un médecin qui s'est acquis une haute position comme savant et comme praticien. On lui doit, en particulier, de belles recherches sur l'élimination de l'acide phosphorique, chez l'homme sain, l'aliéné, l'épileptique et l'hystérique.

représentant les effets produits sur le pouls et sur la chaleur animale par des injections sous-cutanées de liquide testiculaire.

Les malades sur lesquels M. Mairet a opéré étaient atteints de la forme d'aliénation connue sous le nom de *stupeur*, maladie qui se caractérise par une dépression nerveuse considérable. Je vais d'abord laisser la parole au professeur de Montpellier, et j'exposerai ensuite les remarques auxquelles me conduisent les résultats qu'il a obtenus. Il commence par la description suivante de la stupeur :

« Au point de vue intellectuel, les conceptions sont excessivement lentes, les expressions extérieures ont beaucoup de peine à produire une réaction sur le cerveau.

« Au point de vue moteur, les malades restent immobiles, des journées entières, dans la position où ils se trouvent, sont dépourvus de toute initiative, ne songent pas à manger et souvent urinent ou salissent sous eux.

« Au point de vue sensitif, la perception est retardée, parfois même il y a de l'anesthésie.

« Au point de vue de la vie organique, la circulation se fait mal, ainsi que l'indiquent les stases sanguines, le refroidissement périphérique et l'état du cœur ; l'appétit est diminué, et les échanges nutritifs sont ralentis, comme il est facile de s'en rendre compte par l'analyse des urines.

« N'était-il pas logique, connaissant les effets des injections de liquide testiculaire, de les essayer dans la forme d'aliénation mentale dont je viens de vous indiquer brièvement la physionomie ? Il me le semble ; d'autant plus que les expériences physiologiques que j'avais faites m'avaient démontré leur innocuité complète. Ainsi se trouvent expliquées les raisons pour lesquelles j'ai employé ces injections.

« Les injections ont été pratiquées en différents points du corps, mais plus spécialement au niveau de la région lombaire et du ventre.

« Généralement nous ne faisons qu'une injection par vingt-quatre heures, parfois nous en avons fait deux.

« Localement, ainsi que vous pouvez vous en convaincre par les malades que vous avez devant vous, ces injections ne produisent aucun phénomène digne d'être noté ; on constate seulement un peu de rougeur autour de la piqûre.

« Les malades semblent même peu souffrir de l'injection, ce qui, peut-être, doit être attribué à l'état de stupeur dans lequel ils se trouvent ; en tout cas, ils se prêtent assez volontiers aux injections, qui leur ont toujours été faites avec tous les soins désirables, par notre distingué interne, M. Bosc. »

Après avoir éliminé deux cas sur six, l'auteur dit :

« Restent donc les quatre malades que vous avez devant vous ; je désignerai ces malades par des numéros.

« Le n° 1 est un malade de trente-sept ans, malade depuis huit mois environ. L'aliénation mentale se traduit chez lui par des périodes alternatives d'agitation et de dépression. Pendant les premières, l'agitation s'accompagne d'égarement intellectuel, d'idées de peur, de tristesse et d'hallucinations de divers sens. Pendant les secondes, la stupeur est profonde, le malade mouille et salit sous lui.

« Au moment où nous commençons chez cet homme les injections, la stupeur est très marquée, le regard est vague, avec une légère teinte d'inquiétude, les réponses sont très lentes, parfois même impossibles. Debout ou assis sur une chaise, X.... reste des heures entières dans la même position, ne songeant pas à aller manger, ni même à manger quand il est à table, et laissant aller ses urines sous lui. On est obligé de le soigner comme un enfant. Cette aliénation mentale a toutes les allures d'une folie fonctionnelle et héréditaire.

« Le malade n° 2 est une jeune femme âgée de vingt-cinq ans. Inconnue dans son hérédité, cette malade ne présentait, avant sa maladie, aucun stigmate physique et psychique pouvant faire croire à une tare héréditaire.

« L'aliénation mentale est survenue chez elle, il y a sept mois environ, pendant qu'elle allaitait son second enfant. A ce moment elle fut prise d'un rhumatisme généralisé, pendant l'évolution duquel apparurent des troubles délirants qui, d'emblée, furent vésaniques et qui se traduisirent au début sous forme de stupeur lypémaniaque, c'est-à-dire sous forme d'aliénation mentale caractérisée par un état de stupeur, traversée à certains moments par des accès d'agitation fréquents, avec des idées de tristesse entretenues par des hallucinations de la vue et de l'ouïe.

« Puis, peu à peu, l'agitation disparut, et deux mois après le début de la maladie, à part un peu d'inquiétude vague, la stupeur seule persistait. A peine si en la secouant on pouvait obtenir de cette femme une réponse lente et mal articulée aux questions qu'on lui posait; elle laissait tout aller sous elle, il fallait la faire manger, comme un enfant; les extrémités étaient froides, œdématiées même, si bien qu'on dut la faire coucher.

« Les photographies et les dessins que je vous fais passer vous rendent bien compte de ce qu'était à ce moment la stupeur. Lorsque nous avons commencé les injections de liquide testiculaire, l'état physique, grâce aux soins dont cette malade avait été entourée, était meilleur, mais la stupeur était toujours la même et persistait telle depuis trois mois Chez cette malade, la nutrition est l'agent pathogénique essentiel de l'aliénation mentale.

« Il en est de même chez la malade n° 3 dont la folie s'est développée, elle aussi, à la suite d'un accouchement; seulement, dans ce cas, le terrain était tout préparé par une hérédité puissante.

« Chez cette femme, il y avait eu au début, comme chez la précédente, des accès d'agitation ; mais, lorsque nous avons pratiqué nos premières injections, elle était depuis plus de cinq mois dans un état de stupeur profonde, avec atonie des traits, infiltration marquée des paupières, regard terne exprimant une vague inquiétude, nécessité de la diriger comme un enfant, de la faire manger, de la faire aller aux water-closets, refroidissement des extrémités, etc.

« Le malade n° 4 est un homme âgé de trente-sept ans, qui est aliéné depuis nombre d'années déjà ; son intelligence commence même à s'affaiblir ; mais ce qui domine chez lui, c'est la stupeur. Cette stupeur se traduit : au point de vue physique, par l'atonie des traits, un refroidissement des extrémités constituant une véritable asphyxie, des intermittences cardiaques se faisant sentir toutes les dix ou douze pulsations, et, au point de vue physique, par un état d'engourdissement intellectuel d'où on ne le fait sortir qu'en le secouant violemment, et cela pour n'obtenir que des réponses incomplètes aux questions qu'on lui pose. Cet homme conserve pendant des heures entières la même position, et il faut non seulement le conduire à table, mais encore le faire manger.

« Tels sont les malades sur lesquels nous avons expérimenté les injections de liquide testiculaire. Deux de ces malades, le n° 3 et le n° 2 étaient atteints de folie par troubles de la nutrition ; le n° 1 et le n° 4 présentaient une aliénation mentale fonctionnelle qui, chez le dernier, a abouti déjà à la démence.

« L'état intellectuel dans lequel étaient nos malades vous est un sûr garant qu'il n'a pu y avoir chez eux de suggestion ; d'ailleurs, ils n'ont jamais connu la nature du liquide que nous leur injections.

« A part le n° 4, ces malades ont été soumis à différentes reprises à des injections répétées, chaque fois, pendant plusieurs jours consécutifs : six, huit et quatorze jours.

« Chacune de ces séries d'injections a été séparée par un intervalle de temps variable.

« Avant de vous indiquer quel a été chez nos malades le résultat de ces différentes séries d'injections, il est bon que je vous indique ce qu'a produit chacune d'elles, et à ce point de vue je me limiterai même, pour le moment, à ce qui touche le système nerveux qui préside à l'intelligence, à la motilité et à la sensibilité.

« Pour vous éclairer à ce sujet, je n'aurai qu'à vous rappeler ce que vous avez vu, vous-mêmes.

« Chez le malade nº 1, par exemple, à la suite d'injections de liquide testiculaire, répétées une fois par vingt-quatre heures, pendant huit jours consécutifs, vous avez vu, dès le troisième jour, la stupeur diminuer. Cet homme, loin de rester immobile à la même place, va et vient constamment, il se sent plus fort, et pour le montrer, comme nous mesurions sa force, soit au dynamomètre, soit en nous faisant serrer la main, il va d'un infirmier à l'autre, lui demandant la main pour la lui serrer.

« Au point de vue psychique, la surexcitation se traduit par de l'inquiétude, de l'apeurement, une hyperesthésie du sens de l'ouïe, l'idée que les personnes qui l'entourent veulent lui faire du mal, l'animation du regard et la coloration du teint.

« Chez cet homme, les injections ont donc produit une surexcitation portant sur l'intelligence, la sensibilité et la motilité. Nous n'avons pas constaté chez lui d'excitation génésique.

» Chez la malade nº 2, l'excitation du système nerveux a été moins marquée que chez le nº 1, mais cependant elle a encore été très nette, et, à cet égard, je vous rappelle ce qui s'est passé lors de la seconde série d'injections que nous avons faites chez elle. Dès le troisième jour, cette femme qui, auparavant, ne répondait que très lentement et tout bas aux questions que nous lui posions, et retombait immédiatement dans sa torpeur, se lève de sa chaise, s'avance vers nous dès que nous l'appelons, répond avec beaucoup plus de vivacité et d'une manière beaucoup plus intelligible, mange seule et avec appétit, ne reste plus immobile à la même place, commence même à s'occuper à la couture, devient propre et a une certaine initiative. La physionomie est plus ouverte, les traits sont moins flasques, l'œil est plus vif, et on constate un peu d'apeurement entretenu par une hyperesthésie de l'ouïe. Enfin, il y a un certain degré d'excitation génésique et une disparition de plaques d'anesthésie qui existaient au niveau de la jambe droite, et du bras gauche.

« Mais c'est peut-être la malade nº 3 qui a présenté, sous l'influence des injections de liquide testiculaire, l'excitation la plus marquée. Vous l'avez vue ne pouvant rester en place, aller d'une malade à l'autre, les regardant dans les yeux, ou leur arrachant leur ouvrage. Vous l'avez vue d'autres fois se lever de sa chaise et se mettre à courir, croyant reconnaître dans une personne qui passe un de ses parents. L'intelligence, tout en restant très embrouillée, est cependant plus nette ; cette femme, qui ne répondait pas à nos questions, y répond nettement, et vous avez pu l'entendre me dire, lorsque je lui demandais ce qu'elle désirait : « Je voudrais aller à ma maison pour soigner mon mari et mes enfants. »

« La surexcitation est même, à un moment donné, devenue tellement considérable, que j'ai dû empêcher cette malade d'aller à la cuisine, où j'avais dit qu'on la prit, parce que, lorsqu'elle rencontrait des vieillards ou des enfants de l'hôpital, elle leur sautait au cou, les appelait mon père ou mon fils, ou bien mangeait les aliments qu'on la chargeait de porter. Peut-être y a-t-il eu chez cette femme un peu d'excitation génésique.

« L'excitation cérébrale a aussi existé chez notre malade nº 4 ; mais je ne vous en parle pas, les faits qui précèdent suffisent pour vous fixer à ce sujet.

« Pas de doute donc, les injections de liquide testiculaire produisent chez les individus atteints de stupeur une excitation du système nerveux portant sur l'intelligence, la sensibilité et la motilité.

« Voilà un premier résultat.

« Mais est-ce là un résultat suffisant pour justifier l'emploi de ces injections ? L'étude des allures et de l'évolution de cette surexcitation va nous fixer à cet égard.

« Au point de vue de ses allures, la surexcitation que nous avons constatée chez nos malades reproduit complètement la physionomie de l'agitation qui émaille la stupeur hypémaniaque, agitation ayant un caractère particulier de se greffer sur un fond de stupeur et de s'accompagner d'inquiétude, d'idées de tristesse et souvent de perversions sensorielles. Cette excitation, vous le savez, nous l'avons déjà constatée chez nos malades, en dehors des injections, au début de la maladie chez les nos 2 et 3, à différentes reprises pendant le cours de l'aliénation mentale chez le no 1; c'est donc une excitation morbide.

« Au point de vue de son évolution, cette surexcitation est passagère; lorsqu'on cesse les injections, elle s'atténue progressivement, et après un nombre de jours variables, suivant des conditions qui restent à déterminer, mais qui, chez nos malades, n'a pas dépassé dix ou douze, elle disparaît.

« Excitation morbide, excitation passagère, tels sont donc les caractères de l'excitation produite sur le système nerveux de la vie de relation par les injections de liquide testiculaire.

« A mon avis, si ces injections limitaient leurs effets à un semblable résultat, ce résultat serait par trop précaire pour justifier leur emploi.

« Et cependant vous m'avez vu les continuer. C'est qu'à côté des effets que je viens de vous signaler ces injections en produisent d'autres que le moment est venu de vous indiquer, et qui m'ont paru pouvoir exercer une heureuse influence sur la maladie. Ces effets se rattachent à la circulation, à la température et à la nutrition.

« 1o *A la circulation.* [1] — Lorsque le chiffre des pulsations cardiaques oscille autour de la normale, les injections de liquide testiculaire ne le modifient pas,

ainsi que vous pouvez vous en rendre compte par les
tracés que je vous présente. Mais lorsque ce chiffre
s'éloigne de la normale, soit qu'il soit au-dessus ou au-
dessous, ces injections tendent à le ramener à la normale; les deux tracés que je fais passer sous vos yeux
le démontrent.

« Dans l'un, le nombre des pulsations était de
130 avant l'injection; dès les premiers jours, après
l'injection, ce nombre tombe à 90, et pendant toute la
durée des injections et même assez longtemps après,
il oscille entre 89 et 90. Dans l'autre, le chiffre
des pulsations, qui était de 55, monte à 90 sous
l'influence des injections, et se maintient aux environs
de ce chiffre.

« Les injections de liquide testiculaire tendent donc à
régulariser la fréquence des pulsations cardiaques, et
on peut dire à régulariser d'une manière générale les
pulsations cardiaques. Voyez plutôt notre malade n° 4.
Cet homme, avant les injections, présentait des intermittences à chaque six ou sept pulsations; sous l'influence des injections, ces intermittences se sont progressivement espacées, et aujourd'hui vous n'en cons-
tatez plus.

« En outre, au bout d'un certain temps, le pouls
se relève et devient moins dépressible; mais c'est là
une particularité qui tient surtout à l'état de la
nutrition.

« 2° *A la température.* — Comme la circulation, les
injections du liquide testiculaire tendent à régulariser
la température, du moins lorsqu'elle est au-dessous de
la normale. Chez les malades atteints de stupeur lypémaniaque, la température ne dépasse pas, en temps
ordinaire, 36 degrés à 36°,5; à la suite des injections,
cette température tend à se rapprocher de 37 degrés :
les courbes que je vous présente en font foi.

« 3° *A la nutrition.* — J'ai constaté chez tous mes
malades, consécutivement aux injections, une augmentation de l'appétit, augmentation qui s'accuse dès les

premiers jours et qui est telle que les infirmiers sont les premiers à la signaler et qu'on voit les malades non seulement ne plus refuser de manger, mais encore se mettre à manger seuls. D'ailleurs, vous avez pu entendre la malade n° 2 vous dire qu'à la suite des injections son appétit avait tellement augmenté qu'elle mangeait au moins deux fois comme à son état ordinaire. Corrélativement la digestion se faisant régulièrement, la nutrition s'améliore. J'aurais désiré mesurer pour ainsi dire ce relèvement de la nutrition par l'examen des déchets ; mais le désarroi dans lequel se trouve actuellement notre laboratoire, par suite des améliorations que nous lui faisons subir, m'a empêché de le faire jusqu'à présent.

« Ainsi, régularisation de la circulation et de la température, amélioration de la nutrition, tels sont, à côté de la surexcitation que je vous indiquais précédemment, les effets que produisent les injections du liquide testiculaire.

« Et ces effets se prolongent davantage que la surexcitation. Plusieurs jours après que celle-ci a disparu, ils s'accusent au point de vue physique par une ténacité plus grande des traits, un teint plus clair, la disparition des infiltrations et du refroidissement périphérique, l'état du pouls et du cœur ; et, au point de vue intellectuel, par une intelligence plus ou moins en éveil, plus apte à comprendre, ayant en un mot plus de ténacité ; bref, ils s'accusent par un ensemble de symptômes qui indiquent une tonicité plus grande du système nerveux.

« L'excitation du système nerveux ne représente donc qu'une partie des effets produits par les injections de liquide testiculaire ; ces injections produisent en outre une action tonique sur ce système, agissant ainsi, non seulement sur les forces de dégagement, mais encore sur les forces radicales, sur les forces de tension.

« Il nous est facile maintenant de comprendre pourquoi j'ai continué l'emploi des injections de liquide testiculaire, surtout si vous vous souvenez que, dans la stupeur hypermaniaque, le système nerveux est déprimé, que la circulation se fait mal, et que, chez deux de nos malades, l'aliénation était due à des troubles de nutrition. Je pouvais espérer, en effet, étant donnée l'action du liquide testiculaire que je viens de vous indiquer, agir sur le fond même de la maladie.

« Je procédai alors de la manière suivante :

« Lorsqu'au bout d'un certain nombre d'injections l'action tonique était obtenue, je m'arrêtais, et commençais une nouvelle série d'injections lorsque cette action cessait de produire ses effets. Jusqu'à présent, j'ai fait ainsi trois séries d'injections sur les malades nº 1 et nº 2, et deux séries sur la malade nº 3.

« Vous pouvez juger des effets obtenus.

« Chez la malade nº 3, si l'amélioration est faible, elle est cependant réelle, ainsi que le prouvent la moindre intensité de la stupeur, la plus grande netteté de l'intelligence, l'animation des traits, l'expression de la physionomie.

« Chez le malade nº 1, après la troisième série d'injections, la maladie a repris une allure qu'elle avait déjà eue autrefois, c'est-à-dire que la stupeur a fait place à un état d'agitation avec inquiétude, état qui remonte déjà à plusieurs semaines et qui, par conséquent, est bien assis.

« Dans ce cas, il semble donc que les injections n'ont fait que changer la forme de la maladie, sans atteindre le fond. Cependant, si vous étudiez cet homme dans sa phase actuelle d'agitation, comparativement à ce qu'il était dans les phases antérieures d'excitation par lesquelles, vous le savez, il a déjà passé, vous vous assurez facilement que sa nutrition est meilleure, que sa physionomie est plus naturelle, que les idées sont plus nettes, que son intelligence a plus de ton. C'est tellement vrai que, l'agitation n'étant pas très considérable, il en impose à la famille, puis s'imagine, à tort, je le crois, que sa guérison est proche. Mais, quoi qu'il en soit de l'avenir, il n'en est pas moins vrai que, dans ce cas, les injections du liquide testiculaire ont eu une heureuse influence par l'action tonique qu'elles ont exercée sur le système nerveux, action qui se continue, bien que ces injections aient été suspendues depuis plusieurs semaines.

« Mais la malade chez laquelle nos injections paraissent avoir eu le meilleur effet, c'est la malade n° 2.

« Cette femme a subi dans son état physique et mental une transformation complète. Toute trace de troubles psychiques a disparu, la physionomie a repris son expression ordinaire, la nutrition est bonne : cette malade est en état de convalescence très avancé, on peut même dire qu'elle est guérie. Dans ce cas, s'il y a une seule coïncidence entre l'emploi des injections et l'amélioration, cette coïncidence est tout au moins curieuse ; c'est en effet immédiatement après la première série d'injections que la maladie, qui était restée plus de trois mois stationnaire, a commencé à s'améliorer, et à chaque série d'injections l'amélioration s'est prononcée. Cette femme attribue nettement au traitement son amélioration et sa guérison ; à chaque série d'injections elle sentait, dit-elle, ses forces augmenter, le vague de son esprit diminuer et son intelligence s'éclairer.

« Les résultats qui précèdent me semblent donc justifier pleinement la persistance que j'ai mise à continuer l'emploi des injections testiculaires. »

Il serait difficile de ne pas accepter les conclusions si pleines de réserve de M. Mairet, qui montre dans cette belle leçon un esprit scientifique peu commun. Un point mis absolument hors de question dans ce travail doit être tout d'abord signalé, bien qu'il ait été déjà établi par des faits d'un autre ordre. Il s'agit du rôle de la suggestion qui, dans le cas de M. Mairet, a nécessairement été nul. Il est donc évident que les effets dynamogéniques observés à la suite d'injections du liquide testiculaire dépendent bien d'une action spéciale de ce liquide et non d'une suggestion.

Parmi les résultats obtenus par le professeur de Montpellier, ce qui est nouveau et de la plus haute importance se trouve dans l'amélioration notable de l'état mental des individus soumis aux injections. L'influence heureuse sur l'activité cérébrale, chez des individus à l'état de parfaite santé mentale, que j'avais signalée et qui a été constatée par plusieurs observateurs, peut donc se montrer même chez des aliénés.

Les effets obtenus à l'égard de l'appétit et de la digestion ne font que confirmer ce que plusieurs observateurs ont déjà signalé dans un très grand nombre de cas.

Pour les physiologistes, les résultats signalés par M. Mairet à l'égard de l'influence exercée par le liquide testiculaire sur le pouls et la chaleur animale sont d'un très vif intérêt. J'ai été très heureux, conséquemment, d'obtenir du professeur de Montpellier et de son interne, M. Bosc, des tracés qui n'ont pas encore été publiés, et qui montrent l'exactitude des assertions émises dans la leçon reproduite ci-dessus. Ces tracés ont été pris sur trois malades (les nᵒˢ 2 et 3, et sur un autre dont l'histoire n'est pas donnée dans la leçon).

Dans ces tracés, la ligne ponctuée représente le pouls; la ligne noire pleine représente la chaleur animale, les petites croix indiquent les jours où les injections ont été faites et leur nombre par jour.

La figure 1 se rapporte à la malade nᵒ 2.
La figure 2 se rapporte à la première série d'injections faites sur la malade nᵒ 3.
La figure 3 se rapporte à la seconde série d'injections faites sur la malade nᵒ 3.

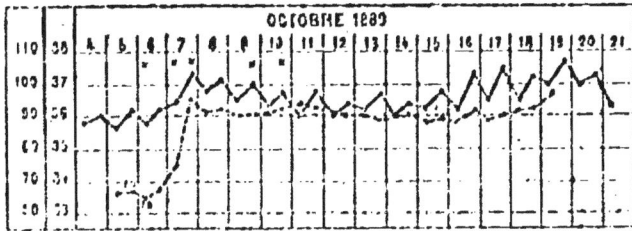

Fig. 1.

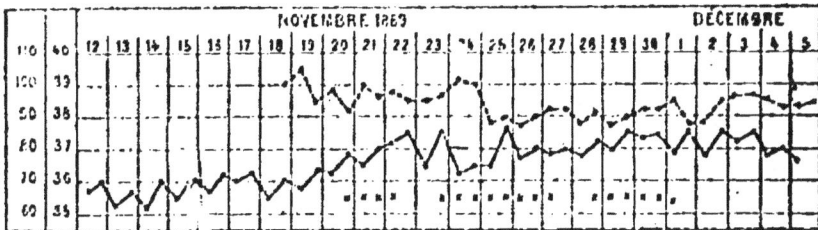

Fig. 2.

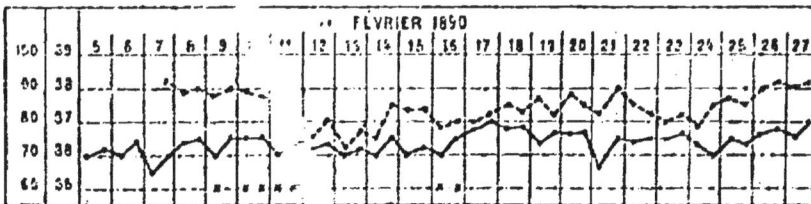

Fig. 3.

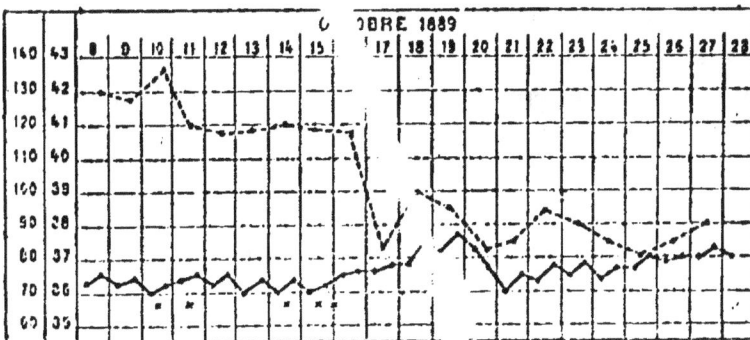

Fig. 4.

La figure 4 se rapporte à un malade dont l'histoire n'a pas été donnée dans la leçon et qui était atteint de stupeur lypémaniaque, comme les autres malades. On voit dans ce tracé que le pouls, qui était à 137, est tombé à 120 en deux jours, sous l'influence de deux injections, et qu'il est ensuite descendu de 120 à 83, sous l'influence de trois injections en deux jours.

M. Mairet dit, à l'égard du pouls et de la chaleur animale :

« 1° Que les injections du liquide testiculaire, employées dans quatre cas de stupeur lypémaniaque, ont régularisé la circulation. C'est ce que montrent les figures 1 (tracé obtenu chez la malade n° 2), 2 et 3 (malade n° 3), et 4 (cas non publié par M. Mairet). Dans ce dernier cas, le nombre des pulsations, qui se maintenait à 130 ou à peu près, est descendu à 120, 115, et après la cinquième injection, entre 80 et 90. Dans le cas de la malade n° 3 (fig. 2 et 3), le pouls se régularisa progressivement en même temps que la température. Ainsi qu'on peut le voir (fig. 3), le pouls arriva même à se maintenir entre 72 et 78 pulsations et, en même temps, il devint plus énergique et plus régulier.

« 2° Que pendant toute la durée des injections le chiffre des pulsations a oscillé non loin de la normale. Les tracés montrent qu'il en a été ainsi.

« 3° Que l'action du liquide testiculaire se maintient plusieurs jours après l'injection. Tous les tracés le prouvent. Dans le cas de la malade n° 3, on peut voir (fig. 3) que l'amélioration du pouls a continué longtemps.

« 4° Que, lorsque la température était au-dessous de la normale, le liquide testiculaire a eu pour effet de la rapprocher de son type normal. »

M. Bose m'écrit que le pouls du malade n° 4 a été remarquable par la diminution et la disparition finale des intermittences. Plusieurs médecins américains (les docteurs Hammond et Brainerd en particulier) ont constaté que l'injection du liquide testiculaire améliore les pulsations cardiaques et fait cesser les intermittences.

Des faits observés par M. Variot, en particulier chez un vieillard de quatre-vingt-un ans, il est clair que le liquide testiculaire améliore la circulation lorsque le cœur est atrophié ou affaibli par des dépôts graisseux ou d'autres causes. Il est évident que ces résultats sont obtenus par l'augmentation des puissances de la moelle épinière et du bulbe.

Congestion chronique du cerveau

M. X..., cinquante-deux ans, officier supérieur, m'adressait, à la date du 1er avril 1891, la note suivante, que je transcris textuellement :

A la suite d'excès de travail et peut-être d'excès d'autre sorte, j'ai été subitement atteint, au commencement de 1889, de maux de tête, de congestion, de vertiges, etc., qui m'ont obligé à un repos complet. En même temps, j'éprouvais une petite difficulté de parler qui augmentait de jour en jour. Plus tard, les maux de tête ont diminué ; mais, par contre, j'éprouvais dans tous les membres comme des douleurs rhumatismales, des contractions musculaires, des crampes ; en même temps, l'embarras de la parole augmentait. Après plusieurs transformations successives, depuis deux ans de maladie, j'éprouve maintenant les symptômes suivants :

Lourdeur de tête continuelle, comme si la tête était

pressée dans un étau, embarras de la parole de plus en plus prononcé, grande faiblesse dans la partie inférieure du corps qui rend presque impossible la marche, et l'équitation.

J'ai conservé toute mon intelligence, à part la mémoire qui a baissé, mais je me sens incapable d'un travail suivi. Je sens parfaitement que le siège de ma maladie est dans le cerveau.

J'ai épuisé jusqu'ici tous les remèdes qu'ordonnent les médecins en pareil cas sans éprouver une amélioration appréciable, et je me vois obligé, si cela continue, de briser ma carrière à la veille de passer général et encore à la force de l'âge.

Sur mon conseil, M. X... vint à Paris et commença son traitement. Du 15 avril au 12 mai, M. X... fit vingt et une séances et reçut soixante-six injections de 1 centimètre cube de suc testiculaire au cinquième. L'amélioration se fit sentir dès la première heure et progressa rapidement. Le jour du départ de M. X..., je résumai ainsi, en sa présence et d'accord avec lui, la note suivante, destinée à être remise au médecin qui devait continuer le traitement :

« Retour complet des forces, fermeté des muscles, disparition des douleurs dans les membres et dans les articulations, marche facile, légère, pendant plusieurs heures. La douleur de tête, qui a considérablement diminué, disparaît quelquefois entièrement pendant plusieurs jours de suite. La capacité de travail est entière ; l'expérience tentée pendant quatre et cinq heures consécutivement n'a pas provoqué la moindre fatigue. L'esprit est redevenu vif et gai ; la parole, quoique beaucoup plus libre, est encore un peu embarrassée. Ce que constate surtout M. X..., c'est l'impression d'un

bien-être général qui lui fait trouver la vie bonne et lui
rend, avec l'espoir, toute l'énergie de sa jeunesse. »

L'amélioration n'a pas été éphémère, la lettre de
M. X... qui m'annonce son heureuse arrivée au terme
de son voyage en est la preuve :

Je suis arrivé hier, un peu fatigué par l'orage. Aujourd'hui il n'y paraît plus, et j'ai repris mon service
sans difficulté. Lundi je reprendrai le traitement en
suivant vos instructions.

Encore une fois, merci.   X...

Le 21 mai, nouvelle lettre de M. X...

MONSIEUR LE DOCTEUR,

J'ai recommencé le traitement lundi dernier, ainsi
que cela avait été convenu entre nous L'amélioration
constatée à mon départ, non seulement se maintient,
mais s'accentue. Je viens de faire quatre jours consécutifs de marche avec mon régiment sans fatigue, et
le dernier jour nous avons reçu une pluie battante.
J'avais les jambes trempées jusqu'aux os, et à la suite
de cela je n'ai pas ressenti la moindre douleur. Par ce
temps orageux, j'ai encore un peu d'embarras de la
parole.

Voyant l'amélioration que j'avais éprouvée et surtout
le retour de mes forces, un de mes amis se décide à
essayer votre méthode. Je vous prie donc de lui adresser
le plus tôt possible une boîte de dix ampoules de votre
vaccin.

En terminant, permettez-moi de vous adresser une
fois encore mes remerciements.   X...

Le 30 juin, le médecin qui administre à M. X... les
injections de suc testiculaire, que celui-ci continue à
prendre une fois par semaine, m'écrit la lettre suivante :

MONSIEUR ET TRÈS HONORÉ CONFRÈRE,

Frappé des résultats si satisfaisants obtenus par vos injections de suc testiculaire de cobaye sur M. X... et désireux de profiter de l'offre gracieuse que vous m'avez faite de mettre à ma disposition du liquide à employer sur des soldats que je soigne, je viens vous exposer la situation, etc., etc.

Quant à M. X..., tous les troubles dont il se plaignait ont disparu, sauf un léger embarras de la parole qui revient quelquefois sans cause appréciable ; mais le sommeil et les forces sont revenus, plus de douleurs dans les membres, plus de maux de tête. La marche, l'équitation sont supportées comme aux plus beaux jours de la longue carrière militaire de M. X... La peau fonctionne et le travail intellectuel n'occasionne plus de lassitude.

Recevez, Monsieur et honoré confrère, etc.

Dr X"',

Médecin-major de 1re classe.

Congestion de la moelle épinière avec paraplégie consécutive

Observation de M. Masseron, déjà citée (Voir page 19).

Ataxie locomotrice

L'ataxie locomotrice a toujours pour origine soit un virus, comme le virus syphilitique, soit une diathèse, comme la goutte, le rhumatisme ou l'herpétisme, soit un poison, comme l'alcool ou le tabac. Les lésions anatomiques qui caractérisent cette terrible maladie sont l'atrophie et la sclérose des cordons postérieurs de la moelle épinière.

Jusqu'ici, les agents connus de la thérapeutique externe et interne, depuis l'hydrothérapie, l'électricité et les pointes de feu, jusqu'à la suspension, depuis l'iodure de potassium jusqu'au nitrate d'argent, ont toujours été d'une impuissance notoire.

La découverte de Brown-Séquard, après l'échec de la suspension, est devenue l'unique espoir des ataxiques. Cette expérience, si consolante pour les malheureux dont les souffrances sont de tous les instants, sera-t-elle justifiée par les résultats ? La mise en pratique des injections sous-cutanées du suc testiculaire est encore beaucoup trop récente pour qu'il soit permis d'y répondre par un nombre suffisant de faits probants : certes, l'action dynamogéniante, si puissante, si réelle, si directe, que possède sur la moelle épinière le suc testiculaire, permet d'espérer la guérison des ataxiques. Quelques faits isolés sont même venus confirmer l'espoir, qui ne reposait encore que sur la théorie.

Mais, si nous ne perdons pas de vue l'origine de la maladie, nous comprendrons que, dans ce cas pathologique, comme dans beaucoup d'autres, l'action du suc testiculaire sur la moelle doit être combinée avec celle du médicament spécifique, qui s'adresse directement à la cause première. Alors, il pourra arriver, car déjà cela est survenu dans d'autres cas, que, là où avaient échoué l'iodure de potassium et le nitrate d'argent, ces mêmes agents, administrés concurremment avec les injections du suc testiculaire, amèneraient la guérison. C'est là ce qui se produit tous les jours pour les affections tuberculeuses du poumon.

Les ataxiques ont raison d'espérer. Tous se doivent à eux-mêmes et doivent à leurs semblables de tenter la cure. Mais qu'ils ne se bercent pas de folles illusions, qu'ils ne croient pas que quelques injections vont les guérir ou même les améliorer ; qu'ils se rendent bien compte de la nature des lésions anatomiques qui sont la conséquence lente de leur mal, et ils verront à quel point un pareil miracle est impossible.

Il faut qu'ils entreprennent le traitement avec la ferme volonté d'aller jusqu'au bout, sans regarder en arrière. Ce n'est qu'avec de la persévérance qu'ils atteindront ce but, s'il est possible de l'atteindre.

Je ne saurais donc trop leur répéter, même après vingt, trente, quarante, cinquante et cent séances : patience et encore patience, le traitement ne peut vous faire de mal, vous n'avez qu'à gagner à son emploi.

Malheureusement, ces sages paroles sont rarement écoutées, et les meilleures déterminations disparaissent devant le résultat négatif de dix ou quinze séances et quelquefois avant. Aussi, malgré le nombre déjà respectable de vingt-quatre ataxiques qui, depuis quinze mois, ont réclamé mes soins, il m'a été impossible de me faire une idée exacte des espérances qu'on peut fonder légitimement sur l'usage des injections de suc testiculaire dans l'ataxie locomotrice. Si les ataxiques veulent guérir, qu'ils aient, avant tout, le courage de suivre pendant six mois la médication des injections de suc testiculaire combinée avec le traitement approprié à la cause qui a déterminé leur mal.

Observation d'un cas d'ataxie locomotrice guéri par les injections sous-cutanées d'un suc retiré des testicules de cobayes venant de mourir.

(Communication faite, dans la séance du 30 mai 1891,
à la Société de Biologie.)

M. X..., ex-sergent maître d'armes, est venu me consulter le 1er mai 1890. Malade depuis décembre 1889, il a été obligé par ordre d'entrer à l'hôpital militaire du Val-de-Grâce. M. Du Cazal, médecin principal, ayant constaté l'existence de l'ataxie locomotrice et se trouvant impuissant à empêcher les accidents de croître de jour en jour, a proposé la réforme, qui a été prononcée le 22 avril 1890.

Avant d'examiner le malade, je lui demande de me faire connaître les débuts de la maladie, son état au moment de l'entrée à l'hôpital et les divers moyens employés par le médecin traitant.

(A) *Débuts de la maladie.* — En décembre 1889, le malade, qui avait les ganglions du cou engorgés, s'est aperçu qu'il n'avait pas la marche aussi sûre, et que les services habituels qu'il demandait à ses jambes dans l'exercice de sa profession n'avaient plus leur précision habituelle. En marchant, il heurtait toujours le sol avec le talon en ramenant fortement, malgré lui, le pied en arrière. Il existait aussi à ce moment des taches rouges à la paume des deux mains ; le malade croyait que c'était des durillons.

Le manque d'équilibre dans la marche et dans les diverses positions qu'il était obligé de prendre ayant augmenté, le malade entra à l'hôpital.

(B) *État au moment de l'entrée à l'hôpital du Val-de-Grâce.* — Les désordres dans la marche sont encore plus accentués qu'au début. Le malade peut néanmoins monter encore en omnibus et en descendre sans faire arrêter, si l'allure des chevaux est un peu ralentie. C'est après une chute faite en descendant d'omnibus que le malade se décide à entrer à l'hôpital. Il lui était d'ailleurs déjà impossible à ce moment d'exercer sa profession de maître d'armes.

A son entrée à l'hôpital, on constate en plus : 1° l'abolition complète du réflexe rotulien ; 2° la diminution très grande (presque la disparition) de la puissance des organes génitaux ; 3° l'impossibilité de se tenir debout, sur une jambe, les yeux fermés.

Pendant son séjour à l'hôpital, le malade est soumis à une observation rigoureuse qui fait reconnaître : 1° que le malade ne se rend pas compte de la position où se trouvent ses jambes quand il est au lit ; 2° qu'il n'y a pas paralysie, puisqu'un stagiaire très musclé n'a pas pu ployer la jambe étendue du malade en employant toutes ses forces ; 3° que les yeux sont intacts, l'examen en a été fait par M. le médecin principal Chauvel ; 4° que les accidents observés à la paume des mains sont de nature syphilitique.

(C) *Traitement suivi à l'hôpital.* — L'hydrothérapie sous forme de douches, les pointes de feu sur la colonne vertébrale, la pendaison (trois fois seulement, et l'iodure de potassium, voilà les moyens employés à l'hôpital militaire du Val-de-Grâce.

L'iodure de potassium a été donné, dès le début, à la dose de 4 grammes, et l'on est arrivé, en augmentant chaque jour de 50 centigrammes, à la dose quotidienne de 14 grammes, qui a été administrée pendant dix-sept ou dix-huit jours consécutifs.

Le malade, allant de mal en pis, malgré ce traitement, fut réformé.

(D) *État du malade le 1er mai, lorsqu'il se présente à moi.* — Le malade, étant sur la chaussée, ne peut plus monter sur le trottoir. Il ne peut plus marcher qu'en s'appuyant d'une main sur une canne et de l'autre sur le bras de la personne qui l'accompagne. Quand il est assis, c'est avec la plus grande difficulté qu'il se lève, en s'aidant de sa canne et en donnant la main à quelqu'un. Il lui est impossible de se tenir debout, les yeux fermés, les jambes écartées ou rapprochées. Il a journellement des crampes dans les mollets ; il y a anesthésie de la plante des pieds, abolition complète du réflexe rotulien, impuissance absolue des organes génitaux. En outre : la paume des mains et les doigts sont le siège de picotements et de tremblements ; la lèvre inférieure et la supérieure sont insensibles ; la vue est un peu faible. Le malade dit avoir éprouvé quelquefois des douleurs fulgurantes dans les genoux.

(E) *Traitement par les injections sous-cutanées d'un suc retiré des testicules de cobayes, venant d'être tués.* — Les professeurs de l'Ecole de médecine militaire du Val-de-Grâce ont une réputation scientifique justement méritée. Avant de proposer un soldat pour la réforme, ils le soumettent toujours à une observation sévère, minutieuse. Je me trouvais justement en présence d'un malade reconnu incurable par M. Cazal, médecin principal de l'armée, professeur à l'Ecole du Val-de-Grâce, ainsi que par les membres de la Commission spéciale de réforme de la subdivision de Paris.

J'étais entièrement de l'avis de ces honorables confrères. Néanmoins, étant donné les guérisons vraiment étonnantes que j'ai déjà obtenues par les injections sous-cutanées d'un liquide retiré des testicules de cobayes, je commençai, séance tenante, ce traitement que l'on doit aux travaux de M. Brown-Séquard.

Pendant trois semaines, du 1er au 21 mai, une injection d'un centimètre cube est faite deux fois par semaine ; du 22 mai à la fin de juillet, une injection d'un centimètre cube trois fois par semaine. Pas d'injection durant tout le mois d'août.

Pendant ce temps, chaque jour, voltaïsation ascendante de la colonne vertébrale ; 10 milliampères pendant trois minutes.

Du 1er septembre au 20 octobre, j'ai fait une injection tous les deux jours. Au 20 octobre, j'ai cessé tout traitement.

Une heure après chaque injection, le malade se trouvait toujours plus fort. Dès la première injection, il a ressenti les bons effets de ce traitement ; à la quatrième injection, il a eu un peu de fièvre ; au niveau de la piqûre, on remarquait un gonflement et une rougeur de 5 à 6 centimètres de diamètre.

A la fin de juin, le malade pouvait commencer à se baisser, à se fendre et à bêcher. Il pouvait faire seule des promenades d'une heure.

Le 14 juillet, il a pu marcher pendant 5 heures consécutives. A la fin d'octobre, il commençait à donner des leçons d'armes. Tous les jours, il travaillait à la salle le matin et l'après-midi. Au mois de décembre dernier, il prenait part à un assaut public, et, depuis cette époque, toutes les trois semaines il constatait des progrès sensibles.

Depuis le 7 février (jour de l'assaut annuel de sa salle), le malade dit que ses forces ont augmenté de plus d'un quart. Pour lui, il se sent aussi fort et aussi bien portant qu'avant d'être malade. Il a retrouvé tous les moyens qu'il avait auparavant comme tireur et comme professeur d'armes. Il peut faire et il a fait ces temps derniers jusqu'à huit, dix et même douze assauts d'armes consécutifs, en un jour. Il sent simplement que la jambe gauche est un peu moins forte que la jambe droite. De plus, je constate que le réflexe petit rotulien n'est pas tout à fait revenu à son intégrité normale.

Ce résultat, qui se passe de tous commentaires, a été obtenu en quatre mois et demi de traitement, et il y a sept mois que le traitement est terminé.

La question de savoir si l'ataxie locomotrice, avec son cortège symptomatique prémonitoire et les manifestations morbides, peut disparaître, le malade n'ayant

plus que fort peu de troubles, ou étant même complètement guéri, peut certainement être résolue par l'affirmative. J'en ai vu, pour ma part, deux cas très remarquables, où tous les symptômes ont disparu à bien
peu près complètement : dans l'un d'eux, sous l'influence de vésicatoires circulaires aux jambes et aux
cuisses ; dans l'autre, après un emploi prolongé d'atro-
pine et de seigle ergoté.

Les lettres que j'ai reçues de nombre de médecins et
les publications faites en Amérique, en Russie et ailleurs depuis l'apparition de ma première note sur les
injections testiculaires, dans les *Comptes rendus de la
Société*, en 1889, montrent que l'ataxie locomotrice a
pu être guérie, d'une manière plus ou moins complète,
sous l'influence du liquide testiculaire sur la moelle
épinière. En ne prenant que les cas observés avec le
plus de soin, j'en trouve cinq où le résultat du traitement a été obtenu. Je ne puis pas dire exactement quel
a été le nombre de cas où le traitement a été inefficace.
On ne parle guère, malheureusement, des échecs que
l'on subit, et je n'en connais positivement que huit:
il y en a eu sans doute beaucoup d'autres. Je laisse
de côté nombre d'observations où des améliorations
plus ou moins marquées, ou plus ou moins durables,
ont été signalées(1).

Je ne sache pas que, dans aucun cas, la guérison ait

(1) Le Dr Varlot m'a remis ces jours-ci des notes sur trois
cas d'ataxie tabésique, qu'il est en train de traiter par les
injections testiculaires. Bien que le nombre de ces injections
soit encore très insuffisant, un de ces malades va déjà beaucoup
mieux.

été aussi parfaite que chez le sujet montré à la Société par M. Depoux. Il ne reste, en effet, chez ce maître d'armes, aucun des symptômes qui avaient existé à un si haut degré, excepté cependant à l'égard du réflexe rotulien, qui, bien qu'il soit revenu à un degré notable, n'a pas encore toute l'énergie de l'état normal. Mais l'ataxie a cessé, la sensibilité est revenue (il est même arrivé à cet égard, ce qui n'est pas rare après de l'anesthésie, c'est qu'il y a un peu d'hyperesthésie tactile aux membres inférieurs). Le sens musculaire, dans tous modes, est parfait aux quatre membres. La puissance sexuelle, qui avait été complètement perdue, est revenue à son état normal. Les muscles des membres inférieurs, qui étaient un peu atrophiés, sont maintenant énormes et d'une densité considérable, comme avant la maladie. Leur vigueur, exceptionnellement grande, l'est tout autant maintenant qu'avant les premiers symptômes de l'ataxie.

Ce maître d'armes a-t-il encore la lésion que l'on sait être liée à l'ataxie tabésique? Il y a au moins un cas dans la science où un individu atteint d'ataxie en a été guéri par l'élongation du nerf sciatique, malgré la persistance de la lésion caractéristique du tabes ataxique, constatée après la mort par une autre affection. Ce fait est incontestable, puisqu'il a été publié par mon ancien élève, aussi regretté qu'éminent, le professeur Westphal, de Berlin. Il est donc possible que, chez le jeune homme montré par le Dr Depoux, les injections de liquide testiculaire aient modifié l'état dynamique de la moelle épinière et fait ainsi cesser les manifestations morbides sans faire disparaître l'altération organique de ce centre nerveux. C'est là ce que nous voyons souvent pour d'autres lésions de l'encéphale ou de la moelle épinière, et surtout pour celles qui produisent de l'anesthésie, qui, ainsi qu'on le sait, peut disparaître complètement, malgré la persistance intégrale de la lésion qui l'avait produite.

Je crois devoir ajouter que non seulement, d'après l'affirmation décisive de M. Depoux, qui a connu le jeune homme que la Société a vu avant, pendant et depuis sa maladie, mais aussi d'après ce que j'ai pu moi-même constater ou apprendre, cet intelligent maître d'armes n'a pas été et n'est pas un névrophate.

Observations personnelles de l'auteur communiquées à la Société de Biologie (Séance du 8 décembre 1890).

Quatre ataxiques ont été soignés par moi avec la méthode des injections de suc testiculaire ; trois de ces malades ont abandonné le traitement après une série de séances variant de six à dix et n'ont obtenu aucun soulagement.

Le quatrième a persisté.

Ce malade en est aujourd'hui à sa vingt-quatrième séance, et chaque fois il a reçu dix injections de un centimètre cube de liquide testiculaire. Je n'ai obtenu aucune amélioration bien appréciable dans la solidité de la marche, mais pourtant les effets du traitement, à d'autres égards, m'encourageaient à persévérer.

Voici ce que j'ai observé :

OBSERVATION I

1° Reprise complète de l'appétit après les cinq premières séances.

2° Retour du sommeil.

3° Disparition complète de la douleur en corset, si pénible dans certaines affections médullaires, et cela après la deuxième séance.

Je suspends les séances après la dixième pendant cinq semaines ; la douleur revient. A la reprise de la deuxième série, la douleur disparaît à nouveau et presque immédiatement, pour reparaître seulement une fois ou deux depuis un mois.

Le sommeil et l'appétit continuent à être excellents, le malade engraisse, l'état général s'améliore.

4° Depuis une dizaine de jours, le malade sent toutes les piqûres de l'aiguille, et l'injection est douloureuse. Jusque-là, il avait été complètement insensible aux injections, qui provoquent, chez tous ceux qui sont soumis au traitement, une douleur légère.

5° Depuis quelques jours seulement, le pied perçoit nettement la qualité du sol sur lequel il repose.

6° Enfin, le malade, qui faisait douze à quinze injections de morphine par vingt-quatre heures au moment où il a commencé les injections du suc testiculaire, n'en fait maintenant qu'une seule par jour.

Ce malade a été traité régulièrement pendant dix-huit mois par la suspension sans le moindre succès.   (D' GOIZET.)

Je continue à observer ce malade avec le plus grand intérêt, et je me propose de publier son cas dans ses moindres détails, quand l'observation sera complète. Mais, dès à présent, elle permet de dire que les médecins qui essayeront la méthode des injections de liquide testiculaire ne devront pas se décourager s'ils n'obtiennent pas toujours, au début du traitement, le résultat qu'ils cherchent.

OBSERVATION II

M. G..., notaire, quarante-trois ans, est atteint d'ataxie locomotrice confirmée depuis cinq ans. Des habitudes d'alcoolisme et des accidents syphilitiques remontant à douze ans sont les causes probables de la maladie. Le diagnostic a été posé par cinq médecins, parmi lesquels je citerai Charcot et Alfred Fournier. L'iodure de potassium à haute dose, les frictions mercurielles, l'hydrothérapie, les pointes de feu, les eaux de Lamalou et la suspension, tels ont été les moyens employés par M. G... depuis cinq ans, sans que la marche de la maladie ait pu être enrayée un seul instant.

Au commencement d'octobre 1800, M. G... s'adressa à moi pour suivre un traitement par les injections sous-cutanées de suc testiculaire. A ce moment, je constate les symptômes suivants :

1° Impossibilité de marcher sans l'appui d'un bras, d'un meuble ou de la muraille, de se tenir debout les yeux fermés ; par contre, possibilité de fléchir et d'étendre les membres.

2° Strabisme, rétention d'urine, constipation opiniâtre, secousses convulsives dans les membres.

3° Douleurs fulgurantes atroces dans les cuisses et dans les talons, perte absolue de sens génésique, anesthésie de la peau.

4° Appétit irrégulier mais très faible en somme, sommeil presque nul. Amaigrissement considérable. M. G..., qui pesait au début de sa maladie soixante-quinze kilogrammes, n'en pèse plus aujourd'hui que cinquante-neuf.

Le 9 octobre, je commence le traitement à raison de trois injections d'un centimètre cube de suc testiculaire au cinquième tous les deux jours pendant un mois, soit quinze séances et quarante-cinq injections. Je n'obtiens pas la moindre amélioration. M. G... suspend le traitement et, découragé, retourne en province.

A la fin de 1891, souffrant plus que jamais, il se décide à reprendre le traitement, que nous recommençons le 28 mars. Cette fois, sur mes instances, M. G... est bien résolu à suivre la médication pendant six mois, voulant, dit-il, en avoir le cœur net. A la fin d'avril, nous en étions à la dix-huitième séance, sans avoir obtenu de résultat. Je conseille alors l'emploi simultané de l'iodure de potassium à la dose de 6 grammes par jour, et des injections séquardiennes à la dose de deux centimètres cubes tous les deux jours. Le 14 juin, M. G... accuse une diminution très appréciable dans les douleurs fulgurantes ; il dort beaucoup mieux, la puissance génésique commence à revenir, l'équilibre est moins instable. Je constate d'une façon certaine que mon malade est moins désordonné dans sa marche et qu'il montre plus d'assurance. A partir de ce jour, le mieux, déjà bien réel, augmente rapidement ; les douleurs ont complètement disparu le 25 juin, et le 1er juillet M. G... marche seul avec l'aide d'une canne. Il peut écrire, lire ; la sonde devient inutile, et l'urine s'écoule librement sous la puissance de contraction de la vessie ; les garde-robes ont lieu sans lavement. La sensibilité de la peau revient, le malade reprend de l'embonpoint. Aujourd'hui, 31 juillet, M. G... marche sans canne. S'il jette encore le pied en avant, il n'a plus peur dans la rue, qu'il traverse sans hésitation. Le strabisme subsiste à peine, les douleurs fulgurantes ont complètement disparu dans les cuisses et ne se font ressentir qu'à de rares intervalles et avec beaucoup moins d'intensité, dans les talons. Nous marchons à grands pas vers la guérison, depuis deux mois que nous avons inauguré le traitement mixte, — iodure de potassium et injections de suc testiculaire. — Pendant ces deux mois, soixante et une séances de suc testiculaire ont eu lieu, et 350 grammes d'iodure ont été administrés.

Mon intention est de continuer ce traitement sans interruption tant que nous gagnerons du terrain sur l'ataxie, puis de suspendre ensuite pendant un ou deux mois et de reprendre après ce temps de repos.

M. G... retourne aujourd'hui en province, où il continuera
le traitement avec le suc testiculaire conservé dont il a fait
provision à l'institut de la rue de Berri.   (D. GOIZET.)

Cette observation est encore bien récente, et il serait
téméraire de conclure sur un fait isolé. Mais je vois là
un encouragement à continuer les expériences dans le
même ordre d'idées, et il est permis d'espérer que ce
qui a été obtenu chez M. G..., nous l'obtiendrons sur
d'autres malades, s'ils ont, comme nous le leur conseil-
lions tout à l'heure, la patience de persévérer dans le
traitement.

Hémiplégie.

*Communication du Dr Goizet à la Société de Biologie,
dans sa séance du 8 novembre 1890 (Observation V,
pages 105 et 106 des Comptes rendus commençant
par ces mots : « Le cas de M. C... »).*

OBSERVATION I

Le cas de M. C..., âgé de cinquante et un ans, demeurant à
Levallois-Perret, est curieux. Le succès, dans ce cas, est-il dû
aux injections de liquide testiculaire ? est-il dû à la suggestion ?
Je n'en sais rien. Toujours est-il que le traitement a produit,
à deux reprises différentes, un effet qui tient du miracle.

Après la première communication de M. Brown-Séquard,
M. C..., qui était alors affligé d'une hémiplégie remontant à
quelques mois, prie son médecin, M. le docteur Guéneau, de
Levallois, de le soumettre au nouveau traitement. Mon confrère
pratiqua chaque jour, pendant quatre jours, plusieurs injections de liquide testiculaire. Au bout de quatre jours, le succès
était complet et M. C... marchait sans canne.

Mais, toutes les piqûres ayant amené des abcès énormes, le malade et le médecin abandonnèrent le traitement.

Néanmoins, M. C... conserva le mieux acquis pendant deux mois et demi.

Au mois d'août dernier, M. C..., ayant appris que je pratiquais les injections de suc testiculaire, m'écrivit pour me demander si je consentirais à le soigner, et, sur ma réponse affirmative, il se fit apporter chez moi, car il lui était complètement impossible de monter l'escalier.

Je commençai le traitement le jour même et, comme la première fois, après quatre séances de trois injections chacune, le malade marchait sans bâton, et si bien, que c'est à peine s'il traînait la jambe. Ce mieux persiste. Continuera-t-il longtemps? L'avenir nous le dira, si M. C... veut bien me tenir au courant.

OBSERVATION II

Mme la comtesse de C..., cinquante-huit ans, avait été frappée d'apoplexie cérébrale, il y avait trois semaines. La paralysie était complète du côté droit. La perte de connaissance était absolue, et, depuis l'accident, la paralytique, qui était dans un état comateux constant, n'avait pas proféré une seule parole ni avalé une goutte de liquide. Les mucosités encombraient les bronches, et l'expulsion en était impossible. La mort était imminente.

Sur la demande du mari et du fils de la malade, je pratiquai le soir même trois injections d'un centimètre cube de suc testiculaire, au dixième, et je répétai cette dose les jours suivants, tchaque jour, pendant six jours.

Le sixième jour, Mme de C... reconnut les personnes qui l'entouraient ; le lendemain, septième jour du traitement, elle parlait de façon à ne laisser aucun doute sur sa lucidité. Chaque jour fournissait la preuve irrécusable que la vie revenait. Le vingtième jour, Mme de C... expulsait facilement les mucosités qui encombraient les voies respiratoires, buvait chaque jour deux à trois litres de lait, et le vingt-cinquième jour elle remuait la jambe. Le mieux s'accentuait de plus en plus, lorsque, le quarante-cinquième jour après le commencement du traitement, une nouvelle attaque emporta Mme de C... en quelques heures. J'avais fait en tout dix-huit séances.

Il a été manifeste, pour tous ceux qui ont assisté à ce traitement, que les injections de suc testiculaire ont procuré à Mme de C... une survie de quarante-cinq jours.

OBSERVATION III

(Cas de paralysie renvoyé à l'Observation VI, page 175.)

CHAPITRE VI

Grandes névroses.

*Hystérie, catalepsie, épilepsie, éclampsie, chorée,
paralysie agitante, hypocondrie.*

Toutes les fois qu'il s'agit de régulariser les fonctions
troublées du système nerveux, sans qu'il y ait altération organique de l'élément anatomique, l'usage du
suc testiculaire est indiqué, et ses effets bienfaisants ne
tardent pas, généralement, à se faire sentir.

Les observations qui suivent suffiront à le démontrer.

OBSERVATION I

M. G..., banquier, quarante-cinq ans, éprouva, dans le cours
du mois de septembre 1800, le contre-coup d'une véritable
catastrophe. Il perdit, emportés par la fièvre typhoïde, sa femme
et son unique enfant. Au même moment, sa fortune engagée
dans une spéculation financière se trouva fort compromise ; un
procès important exigea la rédaction d'un long mémoire et par
suite un surcroît de travail, pour lequel M. G... dut consacrer
presque toutes ses nuits pendant plus d'un mois. Surmené de

toutes façons, il tombe un jour dans dans la rue, frappé d'une
congestion cérébrale dont il se remet au bout de quinze jours.
Mais, à partir de ce moment, des vertiges se manifestent à de
courts intervalles, les malaises les plus variés se succèdent ;
le cerveau semble traversé par une barre, les pupilles sont
dilatées, les bâillements, les nausées, les palpitations du cœur,
la dyspnée font à M. G... la vie intolérable.

Cependant tous ces troubles disparaissaient assez vite et
complètement dès que le malade s'étendait sur son lit. Cet
état ne fit qu'empirer jusqu'au mois de décembre, malgré le
repos de tout travail, le séjour à la campagne et une médication bien appropriée.

C'est à cette époque, 4 décembre 1890, que M. G... commença le traitement. Le 31 janvier 1891, moins de deux mois
après la première injection, le banquier retournait chez lui,
dans un parfait état de santé, qui ne s'est pas démenti un
seul instant depuis. 18 séances et 46 injections d'un centimètre
cube de suc testiculaire au vingtième avaient suffi, sans le
secours d'aucune autre médication, pour amener ce résultat
remarquable.   (D. GOIZET.)

OBSERVATION II

M. X..., ataxique depuis une année environ, est atteint de
priapisme nocturne qui se renouvelle chaque nuit pendant
cinq ou six heures. Cet état, résultat de la maladie, est non
seulement gênant, mais devient à la longue très douloureux et
même intolérable. Après six séances de deux injections sous-
cutanées d'un centimètre cube de suc testiculaire, le phénomène morbide cesse pour ne plus reparaître depuis.

Cette observation nous montre, mieux que beaucoup
d'autres, que l'action du suc testiculaire sur la moelle
est surtout une action régulatrice et dynamogéniante,
qui se manifeste tout aussi clairement, en rendant
aux organes génitaux affaiblis leur puissance physio-

logique normale, qu'en tempérant l'excitation de ces
mêmes organes, dont les fonctions ont été déséquili-
brées par la maladie.

OBSERVATION III

Mademoiselle T..., vingt-deux ans, est atteinte d'hystérie
depuis sept ans. Plusieurs fois par mois, à la moindre contrariété, éclate la grande attaque avec tous ses symptômes, tels
que les décrit le professeur Charcot. Dans les intervalles qui
séparent les grandes attaques, la douleur ovarienne et deux ou
trois autres clous hystériques, la sensation de la boule ascendante, les palpitations de cœur, la dyspnée, la strangulation,
le rire sans motif alternant avec les larmes, etc., etc., existent
presque constamment.

Le 3 janvier 1891, je soumets Mlle T... au traitement par
les injections sous-cutanées de suc testiculaire, à la dose d'un
centimètre cube par jour. A la fin de la première semaine de
traitement, les crises étaient plus intenses et plus rapprochées.
La malade était dans un état de surexcitation extrême. J'éloi-
gnai alors les séances en faisant une seule séance chaque
semaine ; mais j'injectai trois centimètres cubes de liquide au
lieu d'un. Mlle T.,. n'a pas eu une seule grande attaque jusqu'au 5 février, et l'état nerveux s'est montré beaucoup plus
calme. Le 5 février, sous l'influence d'une vive contrariété, la
grande attaque éclate, mais elle est moins longue et moins
intense. Je continue le traitement jusqu'au 5 avril, en portant
la dose de suc testiculaire à quatre centimètres cubes injectés
tous les cinq jours.

Depuis six mois Mlle T... n'a pas eu une seule grande attaque,
et toute manifestation hystérique a disparu, à peu de chose
près.   (Dr GOIZET.)

Pendant toute la durée du traitement par les injections sous-cutanées de suc testiculaire, Mlle T... n'avait
pris aucun médicament. Je m'étais contenté d'ordonner

des promenades au grand air pendant plusieurs heures
et une douche tiède en pluie, tous les jours.

L'hystérie est une des névroses qui exigent le plus
de tact de la part du praticien pour le dosage des
injections. Si le succès est long à se dessiner, s'il y a
parfois même une recrudescence dans l'intensité et le
nombre des attaques, ce n'est pas une raison pour se
décourager. Une simple modification dans le mode
d'administration suffit quelquefois, ainsi que le prouve
l'observation précédente, pour amener une prompte
amélioration.

Plusieurs fois il m'est arrivé de voir, après une
période de surexcitation, le calme se rétablir de lui-
même sans changer ni les doses ni le mode d'administration.

OBSERVATION IV

M. X..., vingt-neuf ans, employé de bureau, a deux ou trois
fois par mois, au moment où il y pense le moins, tantôt à son
bureau, tantôt dans la rue, mais le plus souvent la nuit, une
attaque convulsive, sur la nature de laquelle les divers éléments symptomatologiques ne laissent planer aucun doute :
c'est de l'épilepsie. La médication bromurée combinée avec les
purgatifs avait dans les premières années, — ces crises datent de
onze ans, — éloigné les crises et même diminué leur intensité.
Mais, depuis cinq ou six ans, ces agents thérapeutiques ont
perdu leur action, malgré la dose énorme à laquelle M. X...
était arrivé progressivement.

En novembre 1890, M. X... me pria de le soumettre à la
méthode Brown-Séquard. Du 10 décembre 1890 au 31 mai
1891, M. X... reçut régulièrement, deux fois par semaine, trois
injections d'un centimètre cube de suc testiculaire au vingtième : c'est-à-dire 52 séances et 156 injections. Dans cet
espace de six mois et demi, il y eut quatre attaques, deux dans

le mois de novembre, la troisième le 8 décembre, et la quatrième le 26 janvier. Depuis le 26 janvier jusqu'au 31 juillet, le
malade a bien eu quelques craintes, quelques avertissements ;
mais il n'est pas tombé une seule fois. Le 31 juillet, c'est-à-
dire deux mois après la suspension complète des injections,
M. X... eut une attaque très courte, très faible et pendant laquelle, fait important, il n'y eut ni perte absolue de connaissance, ni émission d'urine.

M. X... a repris le traitement depuis le 3 août, et aucune
manifestation nouvelle n'a eu lieu.

M. X... et un autre malade, chez lequel je fis une vingtaine
d'injections, sont les deux seuls cas d'épilepsie que j'aie personnellement traités par les injections sous-cutanées de suc testiculaire. Mes deux malades ont obtenu des résultats assez
satisfaisants pour m'encourager à continuer mes essais ; j'en-
gage mes confrères à suivre mon exemple.   (Dr GOIZET.)

OBSERVATION V

La jeune H. K..., dix-huit ans, a la danse de Saint-Guy
depuis quatre ans. Les règles ont fait leur apparition il y a
trois ans et demi, et n'ont pas reparu depuis. Cette jeune fille
est peu développée pour son âge, mange par caprice et fort
peu, en somme.

Le désordre des mouvements est poussé à un point extrême.
Mlle H. K... marche avec la plus grande difficulté, sans direction, ne peut rien tenir avec ses mains, porte à grand'peine
son verre ou sa fourchette à sa bouche, fait les grimaces les
plus hideuses, etc., etc.

Je commence le traitement, le 2 avril 1891, par une injection d'un centimètre cube de suc testiculaire au vingtième, et
je continue avec la même dose répétée tous les deux jours.
Après vingt jours de traitement et dix injections, la malade
était mieux. Le 28 avril, les règles revenaient, l'amélioration
était manifeste pour tout le monde.

Le 25 mai, Mlle H. K..., qui était depuis dix jours à peu

près débarrassée de sa névrose, eut une nouvelle recrudescence des symptômes. Mais ceux-ci disparurent trois jours après, en même temps que les menstrues revenaient fortes, trente jours après leur première réapparition.

Depuis ce moment, la danse de Saint-Guy n'a pas reparu, les règles sont revenues deux fois aux époques prévues, et Mᴵˡᵉ H. K..., qui s'est développée rapidement, paraît en parfaite santé. Cinquante-deux injections ont été pratiquées en quatre mois.　　　　　　　　　　　　　　　　(Dʳ Goizet.)

OBSERVATION VI

M. S..., soixante-cinq ans, avocat, est atteint de paralysie agitante depuis cinq ans. Au mois de janvier 1891, quand M. S... vient me consulter, je constate que le tremblement existe dans tous les membres, mais plus accusé à gauche, forme hémiplégique. L'écriture, avec ses jambages de lettres irréguliers et ténus, mais limités dans leur amplitude, est caractéristique. Les mouvements sont lents et embarrassés. Les muscles du cou, de la nuque, des membres, sont rigides et souvent le siège de crampes. Le corps est fortement porté en avant, la face est immobile ; quand M. S... se lève, on dirait qu'il est mû par un ressort ; il a un besoin incessant de marcher, de changer de place. Dans la marche, le corps est poussé en avant.

Vingt-cinq séances d'injections sous-cutanées de trois centimètres cubes de suc testiculaire au dixième, pratiquées en deux mois, ont amené une rémission très appréciable dans les divers symptômes que je viens d'exposer. L'écriture s'est particulièrement ressentie des bons effets du traitement. M. S..., qui pouvait à peine signer quand il vint me voir pour la première fois, écrit aujourd'hui fort lisiblement une lettre de quatre pages. La constipation, qui était une véritable préoccupation pour M. S..., avant son traitement, a complètement cessé depuis celui-ci. La projection de l'urine a également gagné notablement en intensité.　　　　　　(Dʳ Goizet.)

CHAPITRE VII

Affections rhumatismales.

Les faits prouvent jusqu'à l'évidence l'action du suc testiculaire sur les rhumatisants. Peut-être cette action est-elle due à la propriété qu'a le suc testiculaire d'augmenter dans de notables proportions la sécrétion de l'urine, de dissoudre facilement l'acide urique et les urates acides, et d'en favoriser ainsi l'élimination ! Toujours est-il que la spermine du professeur Pœhl, de Saint-Pétersbourg, et la pipérazydine reconstituée par synthèse par les chimistes allemands, sont des dissolvants de l'acide urique et des urates acides vingt fois aussi puissants que la lithine. Or, ces substances, qui sont des éléments constituants du suc testiculaire, ont une action dissolvante et diurétique très inférieure à celle du suc testiculaire lui-même, ainsi que l'ont démontré d'une façon irrécusable les nombreuses expériences comparatives que j'ai faites à ce sujet.

Remarques sur la spermine et le liquide testiculaire,
par M. Brown-Séquard.

La spermine du professeur Pœhl, de Saint-Péters-bourg (1), et de quelques autres chimistes est-elle la substance qui agit si puissamment lors de l'emploi, en injections sous-cutanées, de la solution du suc testiculaire dont j'ai recommandé l'usage?

Depuis la publication de mes recherches sur le liquide testiculaire, nombre de chimistes, en Amérique, en Russie, en Autriche, en Allemagne, ont pensé que la substance cristallisable fort peu ou fort mal étudiée sous le nom de spermine ou de spermatine devait être le principe actif de la solution du suc que j'extrais des testicules et des canaux déférents d'animaux venant de mourir. Je ne puis pas déclarer positivement que cette supposition est fausse ; mais je puis dire que quand même il serait bien établi, comme le soutiennent le professeur Tarchanoff et nombre de médecins russes, que la spermine de Pœh lserait douée de propriétés analogues à celles du liquide testiculaire tel qu'on le prépare au Collège de France, il ne serait pas démontré que c'est à ce principe cristallisable qu'est due la puissance de ce liquide.

Les faits suivants donnent une démonstration péremptoire à cet égard. Les préparateurs de spermine, pour en faire l'extraction, emploient le sperme *total*, c'est-à-dire les animalcules spermatiques, les cellules dont ils proviennent, ainsi que le liquide dans lequel se trouvent ces éléments anatomiques. Or, il est tout aussi bien possible que la spermine soit fournie seulement par ces éléments anatomiques ou par l'un d'eux que par le liquide dans lequel ils se trouvent, ou enfin par toutes ces parties à la fois. On sait, en effet, que je n'emploie en injections sous-cutanées qu'un

(1) Voyez la brochure : *Spermin, ein neues stimulans,* von Prof. Dr A. Pœhl, Saint-Pétersbourg, 1890.

liquide filtré, parfaitement transparent et ne contenant
rien de solide que le microscope ne puisse faire voir.
Les animalcules spermatiques, leurs cellules forma-
trices et tout ce que l'œil peut voir à l'aide du microscope dans le sperme, n'ont donc rien à faire avec la
puissance dynamogénique du liquide du Collège de
France. Ceci n'empêche pas que le sperme *entier*
(c'est-à-dire le liquide, les animalcules et les cellules)
ait pu rappeler à la vie, à trois reprises différentes,
la femme d'un jeune médecin, qui en a reçu en
injections sous-cutanées. (V. *Archives de Physiologie*, 1890.)

On dit que la spermine est une leucomaïne (C H Az)
que Schreiner (en 1878) a bien étudiée au point de vue
chimique et physique. Il l'a retirée non seulement du
sperme (1), mais du cœur et du foie de veau, des testicules du taureau et *de la surface de préparations anatomiques tenues dans de l'alcool*. Avant Schreiner, on en
connaissait les cristaux, qu'on appelait cristaux de
Charcot, Neumann, et qui étaient du phosphate de
spermine. On les avait trouvés dans des crachats, dans
un cas d'emphysème avec catarrhe, dans les expecto-
rations de la bronchite, aiguë ou chronique, dans le
sang, dans la rate chez des leucocythémiques et des
anémiques, dans la moelle des os, etc.

Nous croyons avoir établi que le principe actif du
liquide que nous avons employé est le même qui provient par résorption du liquide spermatique dans les
testicules, dans les vésicules séminales et dans les

---

(1) Il est remarquable que Schreiner ait retiré cette substance d'un mélange de sperme et de fluide prostatique, et qu'il
l'ait appelée spermatine, bien qu'il sût qu'elle provenait de
ce fluide et non du sperme proprement dit (Landois, *A Text-
Book of Physiol*. Transl. by Stirling, 1886, vol. II, p. 1167).
Le sperme éjaculé est un mélange de sécrétion des testicules,
des glandes séminales, de la prostate, des glandes de Cowper
et de la muqueuse uréthrale et de cellules épithéliales des
voies génito-uréthrales.

conduits déférents, et qui possède toute son énergie
chez les hommes jeunes et vigoureux. Ce principe ne
peut donc pas consister en une substance que l'on
trouve partout, non seulement chez l'homme, mais
aussi *chez des femmes atteintes d'anémie ou de leuco-
cythémie.*

Qu'il y ait une leucomaïne, que l'on nomme spermine dans le fluide prostatique, dans le sperme, dans
le foie dans la rate et ailleurs, je n'ai aucune raison
pour le nier ; mais les chimistes ont encore à trouver
quel est le principe actif (ou peut-être quels sont les
principes actifs) du liquide provenant des testicules
et que j'ai employé en injections sous-cutanées. Si l'on
voulait faire cette recherche, c'est dans la partie absolument fluide et soluble dans l'eau que l'on retire
des testicules et des canaux déférents, qu'il faudrait le
faire. C'est cette partie seule qui passe à travers le
filtre Pasteur et que j'injecte. Les animalcules spermatiques, dont la fonction propre est si radicalement
différente de celle de la partie liquide du sperme (1),
contiennent peut-être le principe actif de cette portion
liquide ; c'est ce que des recherches faites par des
chimistes pourraient établir. Il serait facile d'avoir
une quantité considérable de spermatozoïdes, dans le
liquide que nous savons posséder le principe actif dont
il s'agit, puisque ces animalcules restent dans le filtre,
d'où l'on pourrait les retirer. Il serait facile de faire ce
qu'à ma connaissance les chimistes n'ont pas encore
fait : étudier comparativement les parties liquides et
solides du sperme.

Les propriétés physiologiques de la spermine de
Pœhl ont été bien étudiées par un savant de grand

(1) J'ai apporté un cas extrêmement remarquable, montrant
bien que la sécrétion spermatique peut posséder toute sa
puissance dynamogénique pour l'individu qui la produit, bien
qu'elle ne contienne pas de spermatozoïdes. (V. *Archives de
physiologie*, 1889, p. 742.) Mac Carthy, Ch. Robin et Hirtz ont
rapporté des cas semblables.

mérite, le professeur Tarchanoff. Je montrerai dans un autre travail qu'elles diffèrent notablement de celles du liquide testiculaire préparé par d'Arsonval ou par moi. Il n'y a pas lieu de s'étonner de ces différences, puisque cette spermine est retirée du sperme entier, tandis que le liquide que j'ai recommandé ne contient que la partie fluide du sperme.

Conclusions : 1° La substance qui forme les cristaux de spermine de Charcot, Neumann et Schreiner, ne peut être douée d'une puissance dynamogénique notable; 2° la spermine de Pœhl, quelle qu'en soit la valeur, diffère trop du liquide testiculaire préparé comme je l'ai indiqué pour pouvoir le remplacer; 3° la question de savoir quelle est la substance dynamogénique du liquide testiculaire est entièrement à résoudre.

OBSERVATION I

Rhumatisme articulaire chronique. — M. D..., âgé de quarante-neuf ans, a été atteint d'un rhumatisme articulaire aigu, il y a cinq ans. Ce rhumatisme avait envahi successivement toutes les articulations, et était passé de l'état aigu à l'état chronique sans que M. D... ait pu reprendre l'usage de ses membres. Au mois de septembre 1890, à son retour des Eaux-Chaudes, M. D..., fatigué de toutes les médications tentées sans résultat jusque-là, me fit appeler et me demanda si je voulais tenter sur lui l'expérience de la méthode régénératrice Brown-Séquard. Je consentis à essayer, sans rien promettre, bien entendu. Le 29 septembre 1890, je commençai les injections de suc testiculaire que je fis directement dans les tissus qui enveloppent l'articulation du genou. Deux injections d'un centimètre cube de suc testiculaire furent pratiquées à chaque genou tous les deux jours. A la fin de novembre, après trente séances, l'état général s'était beaucoup amélioré, et les genoux surtout, qui étaient très compromis avant le traitement, avaient subi une transformation assez heureuse pour permettre à M. D... de marcher un peu. Les douleurs avaient presque entièrement disparu. Le traitement fut continué jusqu'au mois d'avril 1891, en variant le lieu d'élection des injections, selon que telle ou telle articulation était plus ou moins réfractaire à la médication.

L'expérience tentée a réussi au delà de toute espérance. M. D... est encore rhumatisant, malgré six mois de traitement et près de 200 injections, mais il peut marcher et vaquer à ses affaires.

La santé générale a beaucoup gagné ; et le malade, qui a cessé son traitement depuis plus de trois mois, n'en continue pas moins à se débarrasser progressivement de son mal. M. D... avait en même temps un catarrhe des bronches dont il a été guéri sans autre médication.

D'autres observations en grand nombre confirment l'action bienfaisante du suc testiculaire sur les affections catarrhale des bronches.   (Dr GOIZET.)

OBSERVATION II

M. A..., âgé de trente-deux ans, né de parents goutteux, a eu sa première attaque il y a dix ans. Chaque année, il passe plusieurs mois sur son lit, et ne reste jamais un seul jour sans souffrir. Les moindres variations atmosphériques sont pour lui une cause de souffrances nouvelles. La tristesse, l'hypocondrie ont été le résultat de cette pénible existence.

Le 3 avril 1891, je commence le traitement à raison de trois injections d'un centimètre cube de suc testiculaire tous les deux jours. Quinze jours après, M A... mangeait avec un appétit qu'il ne connaissait plus depuis longtemps, digérait bien et dormait encore mieux. Il se sentait plus de force, plus de souplesse et d'agilité dans les membres ; il avait pu reprendre l'exercice des armes, abandonné depuis longtemps.

Les douleurs diminuaient de jour en jour, en même temps que revenaient la gaieté et l'espérance. Le 2 juin, M. A..., se trouvant assez bien, partit pour la campagne, où il continue le traitement. Le mieux persiste. (Dr GOIZET.)

OBSERVATION III

Douleurs musculaires. — (Voir, p. 151, l'observation de M. X..., officier supérieur.)

CHAPITRE VIII

Maladies de la peau.

Les observations du Dr Suzor à l'île Maurice et mes observations personnelles au cours du traitement d'affections très diverses par les injections sous-cutanées de suc testiculaire m'ont conduit à tenter l'emploi du suc testiculaire dans certaines maladies cutanées. Connaissant l'action dynamogénique et régulatrice du suc testiculaire sur les diverses fonctions de la nutrition, la tentative était d'accord avec la logique la plus serrée, puisque, dans la majeure partie des cas, les affections de la peau ne sont que la manifestation d'un trouble profond dans l'accomplissement de ces fonctions. Aussi mes expériences ont-elles été couronnées par le succès.

OBSERVATION I

Acné simple. — Mademoiselle X..., vingt ans, tempérament lymphatique, est fort ennuyée, depuis cinq ou six ans, d'avoir sur toute l'étendue du dos, sur les épaules et sur le visage, de nombreuses pustules d'acné. Le front, les ailes du nez, les joues et le menton sont parsemés de ces boutons. Des croûtes, des rougeurs, des cicatrices attestent l'ancienneté de la maladie ; de petites élevures dures, rouges, sensibles à la pression du doigt, annoncent la formation prochaine de nouvelles pustules. La peau inégale et ravagée donne au visage l'aspect repoussant de la petite vérole après la période de desquamation. C'est le processus ordinaire de l'acné. L'état général laisse beaucoup à désirer : les chairs sont molles, les ganglions du cou volumineux, les règles peu abondantes, pâles, irrégulières et douloureuses, l'appétit languissant et capricieux.

Je commence le traitement en juin 1890, à raison de deux injections d'un centimètre cube de suc testiculaire au vingtième tous les trois jours. Un an après, en juin 1891, Mlle X... est complètement transformée. Les fonctions de nutrition s'accomplissent parfaitement, la menstruation est normale, les chairs sont fermes, pleines ; la peau lisse et unie garde à peine la trace de quelques petites cicatrices blanches, anciennes, qui tendent à disparaître chaque jour et qui disparaîtront certainement. Cent injections d'un centimètre cube ont suffi pour faire d'un être repoussant une belle jeune fille pleine de santé.   (D. Goizet.)

OBSERVATION II

Acné punctata et pytriasis. — Mme A. D..., vingt-six ans, artiste lyrique, a, depuis cinq ans, épuisé toutes les médications pour se débarrasser des milliers de petits points noirs qui couvrent son front, son menton et son nez, ainsi que des petites écailles, grandes comme du son et parfaitement blanches, qui tombent en grande quantité de ses cheveux et de ses oreilles. Les points noirs épaississent la peau et entretiennent à sa surface un suintement huileux et luisant fort désagréable. Le cuir chevelu est dans un état permanent d'irritation qui amène progressivement la perte prématurée des cheveux. En un mot, Mme A. D... est affligée d'un *acné punctata de la*

face et d'un pityriasis du cuir chevelu et des oreilles. Je
commençai le traitement, le 7 août 1890, par deux injections
d'un centimètre cube de suc testiculaire au vingtième, et je continuai ainsi tous les deux jours jusqu'au 31 août. L'état général
s'était amélioré considérablement, et l'aspect du visage était
sensiblement mieux. Mme A. D... s'absenta pendant un mois
et recommença le traitement au mois d'octobre. Quand elle
revint, je la retrouvai, à peu de chose près, dans l'état où je
l'avais laissée.

Au 15 décembre suivant, Mme A. D... quittait Paris à
nouveau, mais cette fois parfaitement guérie. Trente-deux
séances et soixante-quatre injections avaient suffi à ramener le
bon fonctionnement de l'organisme. L'appétit impérieux exi-
geait une alimentation abondante, et la digestion était facile;
la constipation, habituelle avant le traitement, avait cessé
d'elle-même. Le sommeil était excellent et réparateur. Au milieu de cette rénovation de la santé générale, l'acné et le pityriasis avaient disparu.   (Dr GOIZET.)

OBSERVATION III

Eczéma chronique de la face. — Mlle G..., vingt-huit ans, a,
depuis dix ans, visité toutes les stations thermales et suivi
rigoureusement toutes les médications qui lui ont été indiquées
par les spécialistes les plus renommés. Elle n'a que très rarement obtenu une amélioration peu durable. C'est à peine si
l'eczéma lui laissait quelques semaines de répit, sans jamais
une seule fois disparaître tout à fait. Le visage est littéralement
couvert d'une croûte épaisse fendillée par place. Les squames
sont d'une épaisseur considérable. L'aspect est repoussant. Le
bord des paupières, les lèvres, les narines sont envahies. La
malade commence le traitement le 10 novembre, deux mois
après son retour à la Bourboule.

Mlle G .., qui supporte admirablement les injections, a reçu,
chaque semaine, du 10 novembre 1890 au 10 mars 1891, six
injections d'un centimètre cube de suc testiculaire, en deux

séances, soit au total 99 injections en trente-trois séances. Depuis
le 20 février, il ne reste pas trace d'eczéma ; et, depuis le mois
de mars, bien que Mlle G... ait cessé le traitement d'une façon
absolue, le plus petit retour offensif de la maladie ne s'est pas
manifesté. Tout semble faire croire que la guérison est définitive.   (Dr Goizet.)

OBSERVATION IV

Ecthyma cachectique. — M. R..., quarante-trois ans, est
atteint d'un ecthyma cachectique bien caractérisé. Les deux
jambes portent chacune 40 à 50 croûtes qui, sous une pression
légère, laissent échapper un liquide sanieux, moitié séreux,
moitié purulent. Sous ces croûtes existent des ulcérations pro-
fondes, grisâtres, dont l'aspect ne donne guère l'espoir de les
voir marcher vers la cicatrisation. Le malade est dans un état
effrayant de débilité et de maigreur. Il a souvent de la diarrhée,
et l'appétit est à peu près nul. C'est une cure dans laquelle
je n'ai qu'une confiance très limitée, et que je n'entreprends
que sur les supplications de M. R... Le 19 janvier 1891, je
pratique une injection d'un centimètre cube de suc testiculaire au vingtième, et je continue ainsi chaque jour sans interruption jusqu'au 31 janvier. Les forces du malade commencent à se relever, et la suppuration est moins abondante ; l'appétit et le sommeil sont revenus, la diarrhée a cessé. Je continue le traitement par une séance de deux injections tous
les deux jours, pendant le mois de février ; à cette époque,
les croûtes sont sèches et la pression ne fait sortir aucun liquide.
Les ulcérations sont guéries et l'état général du malade est
très satisfaisant. Pendant tout le mois de mars, je ne fais plus
qu'une séance de trois injections par semaine. Quelques bains
suffisent pour provoquer la chute des croûtes ; l'ecthyma ne
révèle plus sa présence que par des cicatrices, et M. R... est
guéri.

CHAPITRE IX

Affections du cœur.

OBSERVATION I

M. R..., cinquante et un ans, homme de lettres fort connu dans le journalisme français, est atteint depuis de longues années d'une hypertrophie du cœur, que je crois héréditaire.

Depuis quatre ans, à la suite de chagrins suivis d'excès alcooliques, la maladie a fait des progrès rapides. La marche de plus en plus pénible est devenue tout à fait impossible depuis quatre mois ; les organes respiratoires, obstrués par le fait d'une mauvaise circulation, sont devenus le siège d'une bronchite catarrhale fort gênante, l'œdème qui avait été pendant longtemps limité aux malléoles, à la fin de la journée, a envahi successivement les mollets, les cuisses, le scrotum et le péritoine ; le sommeil, qui depuis longtemps n'était possible que dans un fauteuil, ou au lit, le tronc soutenu dans la position verticale par plusieurs rangs de coussins, a complètement disparu depuis plus de deux mois. C'est à peine si le malade prend quelques tasses de lait ou de bouillon. L'œdème est si considérable que deux ou trois sphacèles se sont produits à la jambe gauche, et les points gangrenés laissent couler constamment le liquide infiltré. Depuis le 10 février dernier, la faiblesse est telle que les syncopes se répètent plusieurs fois par jour et que les hallucinations sont constantes. Les macérations de digitale, les injections de caféine à haute dose, les purgatifs *drastiques*, le régime lacté n'apportent qu'un soulagement très passager et à peine sensible. Les urines très chargées sont rares, la mort paraît imminente. Le 22 février, je pratique quatre injections de suc testiculaire d'un centimètre cube pour chaque injection. Le lendemain, les syncopes ne se sont pas produites, je fais quatre nouvelles injections, le malade dort cinq heures dans son fauteuil et se sent mieux. A partir de ce jour, le lait est toléré à la dose de 3 litres par vingt-quatre heures ; les urines augmentent, le cœur reprend du ton. Le 27, troisième séance de quatre injections ; le malade dort toute la nuit dans son lit, soutenu par des coussins. La voix, qui avait disparu, est revenue, la quantité d'urine mesure trois litres, l'hydropisie diminue rapidement. Le 8 mars, nous sommes à la cinquième séance, l'appétit est excellent, le sommeil parfait, la toux et l'oppression ont cessé ; le 18 mars, M. R... est sorti pour la troisième fois, a descendu à pied toute la longueur de l'avenue des Champs-Elysées et les boulevards, et vient chez moi prendre sa huitième séance. L'œdème a complètement disparu et ne se manifeste pas même le soir. M. R... reprend son travail et fait régulièrement ses articles. C'est une vérita-ble résurrection.

L'hypertrophie subsiste, bien entendu, mais le malade mange, travaille, dort étendu comme tout le monde et fait tous les jours sa petite promenade. La toux et les crachats ne l'incom-modent plus, l'ascension des étages est pénible mais supporta-ble. En un mot, M. R... se trouve mieux qu'il n'a jamais été depuis cinq ans.

Malheureusement, quelques semaines plus tard, à la suite d'un refroidissement pris dans une promenade, alors que rien ne pouvait faire prévoir un dénouement fatal à bref délai, M. R... fut enlevé en vingt-quatre heures par une congestion pulmonaire.   (D. GOIZET.)

Comment expliquer ces phénomènes autrement que par une action essentiellement tonique du suc testiculaire sur le système nerveux central ?

Si nous rapprochons cette observation du cas du sculpteur de la rue de la Fidélité, dont j'ai donné tous les détails dans la communication que j'ai faite à la Société de Biologie, le 8 novembre 1890, il nous est permis d'affirmer que, chez les malades qui font l'objet de ces observations, le suc testiculaire a agi dans ces cas de la même façon que la digitale. C'est également l'avis du professeur Pœhl, de Saint-Pétersbourg ; le suc testiculaire a eu une action directe tonique et régulatrice sur le rétablissement des fonctions physiologiques du cœur.

L'amélioration obtenue chez M. Masseron n'a fait que s'accentuer depuis le mois de juillet. Mais je dois ajouter que, tous les quinze jours, depuis le mois d'octobre, ce dernier a reçu, pendant deux jours consécutifs, quatre injections séquardiennes.

CHAPITRE X

L'estomac.

Action du suc testiculaire sur les organes de la digestion.

Le relèvement de l'appétit et la facilité de bien digérer les aliments ingérés sont les premières manifestations du traitement par les injections du suc testiculaire. La plupart des observations contenues dans ce volume, et en particulier celles de M. II. S... et de Mme de C... (voir p. 134 et p. 168), en fournissent la preuve. Aussi, je crois superflu de consigner ici des faits pathologiques et thérapeutiques dans lesquels l'estomac se trouve uniquement intéressé.

De même, le cas particulier du professeur Brown-Séquard, les observations de Mairet, de Montpellier, et celles qui nous sont personnelles démontrent d'une façon suffisamment claire l'action puissante des injections de suc testiculaire sur l'acte de la défécation, et par conséquent sur la constipation, pour qu'il soit sans intérêt de répéter ici des observations sur le même sujet.

Le lecteur trouve, presque à chaque page de ce livre, des faits précis de nature à l'édifier sur l'influence bienfaisante du suc testiculaire, dans tous les cas où les fonctions digestives, troublées par la maladie, ont besoin d'être rétablies. Toutes les fois que l'estomac, le foie, le pancréas ou l'intestin ont besoin d'un stimulant puissant, ces organes le trouvent sûrement dans le suc testiculaire employé sous forme d'injections sous-cutanées.

CHAPITRE XI

Maladies des voies respiratoires

OBSERVATION I

Affaiblissement de la puissance vocale. — M. X..., bary-
ton, trente ans, a perdu, à la suite de l'influenza, une grande
partie de sa voix, si bien que, du mois de février au mois d'octobre 1890, il fut obligé de s'abstenir complètement de chanter.

Du 5 octobre au 15 novembre, je pratiquai, en seize séances,
trente-deux injections d'un centimètre cube de suc testiculaire,
et depuis lors M. X... a pu reprendre et tenir brillamment ses
rôles. Chaque fois que M. X... doit soumettre sa voix à un
effort plus considérable que de coutume, il vient, dans la semaine qui précède la représentation, se faire inoculer quelques
centimètres cubes de suc testiculaire et prétend que ce moyen
lui réussit infailliblement.

OBSERVATION II

Bronchite catarrhale. — M. L... de G..., soixante ans, est,
depuis dix ans, affligé d'un catarrhe chronique des bronches
avec hypersécrétion de mucosités collantes, filantes et glai-
reuses, assez semblables à des blancs d'œuf crus. L'expulsion
de ces crachats nécessite des efforts et des quintes de toux
d'une violence telle que M. L... de G... est souvent obligé de

s'asseoir ou de s'appuyer en se tenant la tête pendant toute la quinte.

Le 2 janvier 1891, je fais à M. L... de G..., à sa première visite, 3 injections d'un centimètre cube de suc testiculaire ; je continue ainsi, deux fois par semaine, jusqu'au 10 avril. En tout vingt-six séances et 78 injections. Dès le mois de février, M. L... de G... allait beaucoup mieux ; à la fin de mars, il ne toussait plus, les sécrétions des bronches étaient normales, et il dormait toute la nuit.

OBSERVATION III

Emphysème pulmonaire. (Voir p. 119, observation III.)

Jusqu'à présent, il ne m'a pas été donné de constater les effets des injections de suc testiculaire dans l'asthme essentiel ou cardiaque , mais la logique la plus simple me permet d'affirmer que, dans ces deux cas, l'application de la découverte de Brown-Séquard est appelée à rendre les plus grands services.

Exposé de faits nouveaux montrant la puissance du liquide testiculaire contre l'affaiblissement dû à certaines maladies, et en particulier la tuberculose pulmonaire, par M. Brown-Séquard.

I. — Dans une série d'articles sur ce que j'ai appelé *liquide* testiculaire et *liquide* ovarique (1), j'ai essayé de montrer que ces deux solutions de suc extrait des glandes sexuelles mâle et femelle, mais

(1) *Archives de Physiologie normale et pathologique,* octobre 1884, p. 651 et 739 ; janvier, avril et juillet 1850, p. 201, 443 et 651.

surtout le fluide obtenu par broiement des testicules et
des glandes séminales, possèdent une puissance dynamogénique considérable sur les centres nerveux, et
principalement sur la moelle épinière. J'ai rapporté un
très grand nombre de faits donnant la preuve de l'existence dans ce liquide d'éléments doués de cette puissance à un très haut degré. Dans les maladies les plus
variées ayant produit de la faiblesse, l'effet d'injections
sous-cutanées ou même intra-rectales du liquide testiculaire a été considérable et rapide. J'ai été souvent
surpris, et d'autres l'ont été bien plus que moi, en
apprenant que certains malades (des lépreux, par
exemple) paraissaient avoir recouvré en grande
partie la santé, et surtout une vigueur considérable.
En y songeant cependant et surtout en tenant compte
du fait que les fonctions des centres nerveux peuvent
s'exécuter d'une manière presque normale, malgré la
présence dans ces parties de lésions organiques des-
tructives (1), j'ai pu m'expliquer que, sous l'influence
d'une augmentation notable de puissance d'action dans
les parties non détruites de ces centres, des fonctions
perdues pouvaient revenir. Ce ne sont pas seulement
les paralysies qui peuvent cesser, mais des états morbides actifs, tels que fièvre, œdème, ulcères, douleurs,
photophobie, pertes séminales, ataxie locomotrice,
contracture, etc., dépendant d'irritations des centres

(1) On sait que j'ai essayé de démontrer que les pertes de
fonction dans les affections organiques des centres nerveux
dépendent en grande partie d'un acte inhibitoire qui peut
cesser et permettre ainsi le retour des fonctions disparues,
malgré la persistance de la lésion organique qui les avait
fait disparaître.

nerveux, ont pu disparaître, et la nutrition et les sécrétions redevenir normales à tel point que les poils,
qui étaient tombés chez les lépreux soignés par le
Dr Suzor, ont poussé de nouveau.

Un grand nombre de médecins, surtout en Russie,
en Pologne, en Autriche et en Italie, ont publié d'intéressants travaux sur les effets physiologiques et thérapeutiques des injections sous-cutanées de liquide testiculaire. Je ne mentionnerai ici que quelques-uns
d'entre eux, commençant par l'exposé des recherches
faites par un médecin distingué de Saint-Pétersbourg,
le Dr Uspensky, d'après l'analyse qu'a bien voulu me
communiquer M. Vonouroff. Le travail de M. Uspensky
a été lu à la Société d'hygiène populaire à Saint-
Pétersbourg, le 1er décembre. Les essais de ce médecin
ont été faits sur des tuberculeux aux divers degrés de
la maladie, et il ne les aurait pas encore fait connaître
si le bruit fait à l'égard de la découverte de M. Koch
ne l'y avait conduit. Il a trouvé que les dix-huit premiers phtisiques qu'il a soumis aux injections de suc
testiculaire étaient tous dans un état d'extrême faiblesse et qu'aucun espoir ne restait de les améliorer :
ils avaient vainement été traités par tous les principaux
moyens usuellement employés. Douze de ces malades
étaient atteints de tuberculose pulmonaire chronique,
trois de tuberculose aiguë, et chez deux individus la
phtisie aiguë était à marche rapide, ne laissant aucun
espoir. L'influence dynamogénique des injections a
été très notable chez tous. Cependant M. Uspensky
est loin de considérer leur guérison comme certaine.

Il donne l'observation détaillée de chacun de ses

malades. Je me bornerai à rapporter un des cas comme
spécimen.

OBSERVATION

C. C..., lycéen de dix-huit ans, est atteint d'insuffisance
mitrale. Il a donné des signes de tuberculose pulmonaire en
mars dernier. Plusieurs médecins consultés ont diagnostiqué la
phtisie galopante. M. Uspensky a commencé le 1er mai à lui
faire des injections sous-cutanées de liquide testiculaire. De
ce moment au 15 juin, 15 injections lui ont été faites (une
tous les trois jours). Déjà, après les trois premières injections,
l'état du malade s'était notablement amélioré. Après la sixième,
ayant recouvré en partie ses forces, il a pu marcher dans sa
chambre. Peu à peu, après de nouvelles injections, il gagnait
de la vigueur, le poids du corps s'augmentait, la température
s'abaissait et les sueurs nocturnes diminuaient. Après 10 injections, au commencement de juin, celles-ci avaient cessé. Le
malade se sentait fort, et il faisait de longues promenades
dans les jardins. Lorsqu'on a cessé les injections, le malade a
repris ses occupations; il avait l'apparence d'un homme bien
portant. L'état général s'est encore amélioré, et le poids du
corps a augmenté pendant tout l'été. Le travail morbide des
poumons s'était ralenti au fur et à mesure des améliorations
de l'état général. Le poids du corps, qui était de 98 livres, est
monté à 118 livres et demie.

Chez les douze malades atteints de tuberculose pulmonaire chronique, la disparition des sueurs nocturnes
et l'accroissement des forces ont eu lieu plus vite que
dans l'observation qui précède, et ces améliorations se
sont montrées de la seconde à la quatrième injection.
Chez presque tous ces individus, le progrès vers la santé
a été si rapide, qu'après neuf à douze injections ils se
sentaient si bien qu'ils ont abandonné le traitement.

Chez les autres on a suspendu le traitement, trouvant qu'ils n'en avaient plus besoin.

En outre des dix-huit malades mentionnés ci-dessus, le traitement a été commencé sur douze autres, dont sept à l'hôpital des prisonniers de Saint-Pétersbourg. Chez ces douze nouveaux malades, les résultats déjà obtenus sont semblables à ceux qui ont été constatés chez les dix-huit malades traités précédemment.

La conclusion générale de M. Uspensky est que le liquide dont j'ai proposé l'emploi est un tonique des plus puissants et qui semble avoir produit les plus favorables effets sur tous les tuberculeux soumis à son action, même ceux qui étaient le plus gravement atteints.

Ce médecin distingué déclare que les injections qu'il a faites ont été absolument inoffensives et parfaitement supportées par tous les malades, hommes ou femmes, atteints gravement ou non. La *suggestion* n'a joué aucun rôle chez ces individus, qui ne se doutaient pas de ce qui était fait et qui en ont éprouvé rapidement un sentiment de bien-être, de vivacité et de vigueur. Chez une malade, les sueurs nocturnes qui duraient depuis cinq mois ont disparu dès la première injection, mais ordinairement ce n'est qu'après un assez grand nombre d'injections (de trois à quatre au moins et le plus souvent de huit à neuf) que ce symptôme a disparu. La température s'est abaissée jusqu'au chiffre normal après huit ou neuf injections dans les cas bénins, et après de quinze à dix-huit dans les cas plus graves.

Les bacilles de la tuberculose ne disparaissent pas sous l'influence de ce traitement, même dans les cas

les plus heureux (quant aux bons effets), mais leur
nombre diminue au fur et à mesure de l'amélioration
de l'état des poumons. Ils ont même continué à se
montrer alors que le travail morbide pulmonaire était
complètement arrêté.

L'avenir, dit M. Uspensky, décidera de l'efficacité
de ce traitement contre la tuberculose ; mais, dès
à présent, l'auteur connaît des cas où il y a apparence
de guérison depuis cinq mois. Les résultats sont d'autant plus durables et favorables qu'on a fait plus d'injections. Il importe d'en faire davantage en automne
qu'en été, le liquide testiculaire ayant moins de
puissance dans une saison froide que lorsqu'il fait
chaud.

Je ferai remarquer d'abord, à l'égard de cet important travail de mon savant confrère de Saint-Pétersbourg, que je ne puis accepter l'idée qu'il a émise, que
le liquide testiculaire est un spécifique contre la tuberculose pulmonaire. C'est secondairement et par suite
de l'influence dynamogénique de ce liquide sur les
centres nerveux, et surtout sur la moelle épinière,
qu'il produit des effets curatifs dans tant d'affections
si différentes l'une de l'autre. De même qu'il est certain qu'une bonne santé générale empêche des manifestations nouvelles de la syphilis constitutionnelle
chronique, comme l'a si bien démontré Diday; de
même qu'il est certain, comme je l'ai démontré, que la
tuberculose ne survient pas chez des animaux exposés
à en être atteints par inoculation de matières tuberculeuses, si on les place dans les meilleures conditions
hygiéniques connues; de même aussi la phtisie pulmonaire a de grandes chances de s'améliorer si la santé

générale s'améliore. Sous l'influence du liquide testiculaire, la respiration, les mouvements du cœur, la chaleur animale, tendent à redevenir normaux, et, par
suite, les symptômes et l'état organique morbide tendent à s'améliorer. Si la guérison arrive, et il y a tout
lieu de croire que M. Uspensky l'a obtenue chez
nombre de malades, c'est que l'état morbide spécial
des poumons ne peut pas durer lorsque les fonctions
organiques troublées reviennent à l'état normal. Quoi
qu'il en soit, un fait physiologique notoire s'observe
dans le cas du traitement de la phtisie par le liquide
testiculaire, comme dans nombre d'autres maladies :
c'est que la vigueur des malades augmente rapidement.
Il y a donc dans les observations du médecin russe une
preuve de l'exactitude de l'opinion que je soutiens
depuis dix-huit mois à l'égard de la valeur des injections de liquide testiculaire pour l'augmentation des
forces chez les individus débilités par l'âge ou la
maladie.

II. — M. le Dr Goizet, qu a fait récemment une
intéressante communication à la Société de Biologie,
où il rapporte des faits dont je dirai tout à l'heure
quelques mots, a fait comme M. Uspensky des recherches sur le traitement de la tuberculose pulmonaire, à
l'aide d'injections de liquide testiculaire. Il leur aurait
depuis assez longtemps déjà donné de la publicité s'il
n'avait consenti, sur ma demande, à faire auparavant
de nouvelles recherches à ce sujet. Sur trois individus
atteints de tuberculose pulmonaire au deuxième degré,
il avait fait depuis assez longtemps des injections sous-
cutanées antiseptiques, et en avait obtenu quelque

avantage. Sur mon conseil, au mois de juin dernier, il les soumit à un traitement mixte consistant en injections alternatives de liquide testiculaire et de substances antiseptiques. Après trois semaines de ce traitement chez ces trois individus, la toux avait cessé; les crachats, la fièvre, les sueurs avaient disparu; l'appétit était excellent. Ils reprenaient de la force et de l'embonpoint, et aujourd'hui, après six mois d'injections, le Dr Goizet les considère tous trois comme guéris. Il semble donc, d'après ces faits et ceux du Dr Uspensky, que les symptômes de la phtisie pulmonaire, comme ceux de la lèpre, peuvent disparaître sous l'influence dynamogénique du suc testiculaire.

Dans sa communication à la Société de Biologie (*Mémoires*, 1890, p. 101), M. Goizet rapporte plusieurs faits remarquables. Le premier de ces faits est celui d'un individu qui allait mourir à la suite de symptômes extrêmement graves, et qui a été rappelé à la vie par des injections sous-cutanées de liquide testiculaire provenant de jeunes cobayes. Il a fallu cependant pour cela vingt-deux séances et cent seize injections. La quatrième observation de l'auteur a pour objet le cas d'un ataxique avec myélite centrale. Une amélioration considérable a été rapidement obtenue.

Ces faits ne montrent rien de plus que ce que des centaines d'observations ont déjà établi, à savoir que, malgré la persistance plus ou moins complète de certaines lésions organiques, le suc testiculaire peut faire disparaître les effets que ces lésions avaient produits.

III. — Je crois devoir redire ici qu'il faut, dans beaucoup de cas, renouveler les injections tous les deux ou trois, ou même tous les jours et pendant plusieurs semaines, lorsqu'on veut s'assurer positivement si le liquide testiculaire peut agir favorablement ou non. Ces cas sont ceux où existe une puissante cause de débilité, avec perturbation notable des grandes fonctions organiques.

IV. — Je n'ai qu'une seule conclusion à tirer des faits exposés dans cet article, c'est que, de même que les hommes vigoureux, jeunes et en bonne santé reçoivent, par résorption, des éléments de leur sperme, qui servent à maintenir leur vigueur et leur santé, de même l'injection sous la peau d'un liquide extrait de testicules de mammifères en bonne santé peut, chez l'homme malade, produire deux effets : le premier consistant en un accroissement de forces, le second en une amélioration ou une guérison d'états morbides variés, grâce à une augmentation de forces des centres nerveux.

CHAPITRE XII

La Phtisie pulmonaire.

Traitée et guérie par ma méthode.
Nombreuses observations à l'appui.

Depuis plus de vingt ans, je n'ai pas perdu de vue la terrible maladie qui, seule, entre pour un quart dans le chiffre de la mortalité de nos grandes villes. Toujours en lutte, profitant de toutes les découvertes, essayant tout, j'ai été de toutes les espérances et de toutes les déceptions. Aujourd'hui, les combattants ont ouvert une brèche, bientôt, j'en ai la ferme conviction, ils seront dans la place et le fléau sera vaincu. Je suis parmi les combattants. Si je n'ai pas l'honneur d'arriver le premier, j'aurai toujours la suprême joie d'avoir fourni mon appoint à la victoire.

Dans l'état actuel de la question, le traitement des phtisiques se résume :

1º A attaquer le bacille de Koch avec un ou plusieurs antiseptiques ; 2º à soutenir ou à relever les forces des malades par des agents divers, afin de donner aux antiseptiques le temps de chasser ou de tuer le bacille.

Parmi les antiseptiques nombreux qui ont été es-

sayés, celui dont ma longue expérience m'a démontré
la puissance réelle est le phosphate de cuivre. C'était
un agent difficile à administrer, en raison de son inso-
lubilité et de la douleur que cause son introduction
dans les tissus : je suis arrivé, à force de recherches,
à trouver un véhicule absolument stérilisé qui, tout en
remplaçant avantageusement la glycérine employée
jusqu'ici, réduit la douleur à son minimum et rend
l'injection supportable pour les sujets les plus im-
pressionnables. Ce véhicule est la gélatine. La lenteur
d'absorption du phosphate de cuivre introduit dans les
tissus sous-cutanés fait disparaître tout danger d'introduction. Plus de deux mille injections, faites sur des malades de tempéraments divers, n'ont jamais provoqué le
moindre malaise. Ces injections ont, en plus de ce que
je viens de dire, l'avantage immense de n'être renouvelées que tous les huit ou dix jours. C'est donc au
phosphate de cuivre que j'ai habituellement recours
pour attaquer le bacille par la voie d'absorption sous-
cutanée. Mais il existe des agents antiseptiques qui
peuvent pénétrer directement dans les voies respiratoires et qui, pour être moins efficaces, sont cependant
des auxiliaires puissants qu'il ne faut pas négliger. Je
veux parler de certains corps gazeux ou volatils, tels
que l'ozone, le thymol, l'acide phénique, l'eucalyptol,
le goudron, la térébenthine, la créosote, etc., etc.... En
un mot, tous les corps qui composent la série aromatique. J'emploie ces agents en inhalations légères dans
la chambre des malades, pendant la nuit et même
pendant le jour, quand ceux-ci doivent garder la
chambre.

C'est surtout quand le larynx et les bronches sont le

siège d'ulcérations tuberculeuses et le réceptacle de
sécrétions et de crachats mucopurulents infectés par
les bacilles que ces inhalations rendent de grands
services.

Pour soutenir ou pour relever les forces des phtisiques, *les injections sous-cutanées de suc testiculaire* ne
peuvent être comparées à aucun autre tonique. Elles
ont une action prépondérante et rapide qui se manifeste par l'abaissement de la température, le retour
de l'appétit, la disparition des sueurs et de la diarrhée.
Grâce à elles, le malade reprend bien vite courage et
espoir. Joignez à cela la pureté de l'air respiré, l'égalité de la température, l'alimentation abondante, naturelle ou artificielle par tous les moyens possibles, y
compris le gavage, les révulsifs divers, et plus particulièrement les pointes de feu, les larges cataplasmes
sinapisés et les bains de jambes sinapisés, vous aurez
tout le secret de la médication qui m'a donné des succès
réels et incontestables. Injections sous-cutanées de
phosphate de cuivre et de suc testiculaire, inhalations
d'ozone ou de substances de la série aromatique, révulsifs, aération, alimentation appropriée, voilà ma méthode.

Je puis affirmer que cette méthode, employée avec
intelligence et sagacité, assure le succès dans les proportions énormes de 80 p. 100. Que les phtisiques au
premier et au second degré viennent avec assurance ;
à de très rares exceptions près, ils seront guéris. Les
observations qui vont suivre sont la preuve vivante de
ce que j'avance. Ceux qui ont bénéficié de l'emploi de
ma méthode sont là, chacun peut les voir, les inter-
roger, les examiner.

Chez les phtisiques au dernier degré, le phosphate de cuivre, les inhalations n'ont plus aucune action, mais le suc testiculaire trouve encore son application; et c'est sans contredit le moyen le plus certain de prolonger l'existence qui s'en va.

Ainsi qu'on peut le voir par ce qui précède, le suc testiculaire n'est pas un remède contre la phtisie; il n'est, dans ce cas particulier comme dans beaucoup d'autres cas, qu'un auxiliaire. Mais cet auxiliaire est si puissant que, sans lui, les agents directs antiseptiques échouent certainement. Après ce que j'ai fait et vu, il n'est pas permis de nier que la découverte de Brown-Séquard est dans le traitement des phtisiques un facteur que non seulement il ne faut pas négliger, mais que sans lui il n'y a pas de salut possible.

Dès le commencement d'avril 1890, c'est-à-dire bien avant la publication du mémoire du Dr Uspensky, j'avais fait usage des injections séquardiennes chez les phtisiques; et j'aurais annoncé, longtemps avant mon confrère de Saint-Pétersbourg, le résultat de mes recherches, si mon illustre maître, Brown-Séquard, ne m'avait donné le conseil d'attendre encore, ainsi qu'il le dit lui-même dans sa communication à la Société de Biologie, le 14 décembre 1890.

Les trois malades qui font l'objet de la note de M. Brown-Séquard étaient des phtisiques au deuxième degré. Ces malades, en traitement depuis le mois d'avril et que je considérais au 14 décembre comme guéris, je ne les ai pas perdus de vue et je puis affirmer que la guérison ne s'est pas démentie un seul instant, malgré la rigueur de la saison que nous traversons.

Depuis la communication faite à la Société de Biologie, trois cas nouveaux sont venus s'ajouter aux trois premiers.

OBSERVATION I

M. D..., trente ans, d'une constitution robuste, né de parents sains, jeunes, vigoureux, a été pris, au milieu d'une santé parfaite, à la suite d'un refroidissement, d'une *pleurésie double* avec épanchement plus considérable à gauche qu'à droite. De ce fait, M. D... ne se remit pas ; et, dès qu'il voulut reprendre son travail, il commença à tousser. Les forces, au lieu de se relever, continuèrent à diminuer, l'appétit languit, les quintes de toux, fréquentes après le repas, provoquaient souvent des vomissements d'aliments. Le malade, fatigué le soir, dînait sans appétit, avait de la fièvre, dormait mal et était pris de sueurs vers trois heures du matin. La température, prise régulièrement chaque soir, variait de 38° à 38°,5 et retombait de 37° à 37°,5, le matin. Les digestions étaient mauvaises, le ventre était ballonné, douloureux, et le malade avait régulièrement quatre à cinq selles liquides et abondantes en vingt-quatre heures. L'amaigrissement avait été si rapide que, du 6 octobre 1888 au 10 mars 1889, c'est-à-dire en cinq mois, M. D... avait vu son poids tomber de 77 à 61 kilos. En janvier 1889, la percussion accusait de la matité très prononcée à gauche dans les fosses sus et sous-épineuses. A l'auscultation, la respiration était courte, rude, avec souffle très marqué au sommet gauche. En février, le tiers supérieur du poumon était le siège de râles humides. En même temps, la toux devenait moins sèche, les crachats étaient verts et plus abondants. Il n'était plus permis d'en douter, c'était la phtisie qui évoluait rapidement dans le poumon. Au commencement de mars, la moitié du poumon gauche était envahie par la maladie, et j'entendais déjà quelques craquements au sommet du poumon droit. L'examen des crachats au microscope avait révélé la présence de nombreux bacilles de Koch.

C'est à cette date précise, 10 mars 1889, que je commençai les injections sous-cutanées de phosphate de cuivre, à raison d'une injection chaque semaine d'un centimètre cube d'un mélange au dixième de phosphate de cuivre et de gélatine. Dès la troisième injection, la fièvre s'arrêta et le thermomètre ne marqua plus que 37°,5, le soir, et 37°,2, le matin. Les sueurs cessèrent également, l'appétit commença à revenir, les digestions devinrent meilleures, la diarrhée se réduisit à une selle liquide chaque jour. Le malade fit quelques sorties dans l'après-midi, dans le courant d'avril, et, à la fin du mois, le poids du corps était remonté à 63 kilos, gagnant par conséquent 2 kilog. en cinquante jours. Les forces s'étaient relevées suffisamment pour que M. D... pût s'occuper de ses affaires pendant quelques heures. J'avais fait, à la fin d'avril, 6 injections seulement. L'auscultation fournissait toujours la perception de râles humides dans le poumon gauche et de quelques craquements à droite. Pourtant il n'était pas douteux que la respiration s'améliorait, et que le malade allait mieux. Un temps d'arrêt s'était produit sous l'influence bienfaisante du phosphate de cuivre. Mais, malgré la continuation des injections, les choses restèrent dans le *statu quo* pour le côté gauche. A droite les craquements avaient disparu, et, à part la rudesse des bruits, la respiration était à peu près normale.

En somme, M. D... était satisfait de son état, lorsque, le 25 octobre, il reçut une averse pendant quelques minutes à peine. Le lendemain, il avait un rhume qui ne tarda pas à être le point de départ d'une poussée nouvelle dans le poumon droit. En vingt jours, M. D..., repris de fièvre vespérale violente, de points de côté, de sueurs nocturnes, avait perdu tout appétit et ne pesait plus que 57 kilos. Le thermomètre marquait 38°,5 à 39° le soir, et ne descendait plus au-dessous de 38° le matin. Malgré tous mes efforts, ces vingt jours avaient suffi pour amener dans le poumon droit, dans toute l'étendue de la fosse sus-épineuse, en arrière, et de la fosse sous-claviculaire en avant, les mêmes désordres que dans le poumon gauche. Je rapprochai alors les injections de phosphate de cuivre et je les fis alternativement à gauche ou à droite tous les quatre jours.

Du 15 novembre 1889 au 2 janvier 1890, je fis ainsi 12 injections. Le même effet que la première fois se produisit : la fièvre s'arrêta, les sueurs cessèrent, l'appétit revint, et avec lui un peu d'embonpoint, 60 kilos, malgré l'abondance des crachats. Les choses continuèrent ainsi jusqu'au mois d'avril sans avancer ni reculer. Je pratiquais une injection tous les quinze jours. Les forces continuaient à languir, malgré l'apparition d'une température plus clémente.

Ce fut à ce moment d'avril que je proposai à M. D... de lui pratiquer, concurremment aux injections de phosphate de cuivre, les injections de suc testiculaire. Je commençai le jour même par l'administration de deux centimètres cubes de suc testiculaire chaque semaine, et d'une injection antiseptique au phosphate de cuivre. Le 2 juillet, j'avais pratiqué 11 injections de phosphate de cuivre, et 14 injections de suc testiculaire en quatre-vingts jours. M. D... ne toussait plus, ne crachait presque pas, marchait, montait les escaliers comme tout le monde, mangeait avec un grand appétit, dormait bien. Son poids, revenu à 72 kilos, avait regagné 12 kilos. L'auscultation accusait encore de temps en temps quelques râles sibilants, et l'analyse des crachats révélait dans ceux-ci la présence d'un petit nombre de bacilles de Koch.

Je considère que M. D... est guéri, puisque, depuis le 2 juillet, c'est-à-dire depuis un an, malgré un travail fatigant, la maladie ne s'est manifestée par aucun symptôme : ni l'analyse des crachats, ni la percussion, ni l'auscultation ne permettraient aujourd'hui, au praticien le plus exercé, de constater les désordres qui existaient à un si haut degré, il y a dix-huit mois à peine, dans les deux poumons. M. D... pèse aujourd'hui 89 kilos, c'est-à-dire 3 kilos de plus qu'avant sa maladie.

OBSERVATION II

M. D..., trente-sept ans, tousse et crache tous les hivers depuis longtemps. La voix est enrouée de façon continue, et plusieurs examens au laryngoscope, pratiqués par des spécialistes distingués, ont amené un diagnostic identique : *phtisie laryngée*. En janvier 1890, atteint très violemment par l'influenza, il vit tout à coup son état empirer, si bien qu'en février tout le sommet du poumon droit était envahi par la tuberculose, dont la présence matérielle était révélée à l'auscultation par des râles humides. L'état général était pitoyable, les crachats d'un jaune vert très abondants et difficiles à expectorer. Les sueurs étaient profuses au point d'obliger le malade à changer de linge de corps trois et quatre fois pendant la nuit. L'appétit était nul, et les aliments, ingérés à contre-cœur, étaient presque toujours rejetés par les vomissements survenus à la suite de quintes de toux. Le dépérissement était considérable. De janvier à février, M. D... avait maigri de 20 livres (de 135 à 115 livres).

Le 16 février, je commence les injections de phosphate de cuivre au dixième, à raison d'une injection d'un centimètre cube par semaine, et je fais faire des inhalations permanentes dans la chambre avec un mélange d'acide phénique, de térébenthine et de goudron. Le 8 mars, après quatre injections de phosphate de cuivre, l'état aigu avait cessé. La marche de la maladie subissait un temps d'arrêt, le malade allait mieux o continuai les injections de phosphate de cuivre et les inhalations jusqu'en avril. Le mieux s'accentua, et M. D... put descendre de sa chambre et sortir quelques instants dans la journée. Mais l'analyse des crachats, l'auscultation et l'examen du larynx ne permettaient pas de douter que le mieux n'était que temporaire. Du reste, les forces ne revenaient pas, les pieds restaient enflés et l'appétit n'était que peu développé. Malgré une suralimentation à l'aide du gavage, le poids n'avait augmenté que de 2 livres. Je résolus d'essayer l'usage

14

du suc testiculaire en injections sous-cutanées, pratiquées concurremment avec les injections de phosphate de cuivre. Et, le 22 avril, je fis deux injections d'un centimètre cube du suc testiculaire et une injection de phosphate de cuivre, et je continuai ainsi jusqu'au 6 août, à raison de 4 injections de phosphate de cuivre, chaque semaine. J'avais fait, du 22 avril au 6 août, en trois mois et demi, 15 injections de phosphate de cuivre et 60 injections de suc testiculaire. M. D... était complètement guéri, il avait atteint le poids de 140 livres, c'est-à-dire 5 livres de plus qu'il n'avait jamais eu. Depuis lors, la guérison ne s'est pas démentie un seul instant, et tout porte à croire qu'elle est bien définitive. Toutes les fonctions physiologiques de la respiration et de la digestion s'accomplissent normalement. La voix est bonne, l'examen au laryngoscope ne montre ni ulcérations ni granulations; les crachats ne contiennent plus de bacilles, et l'auscultation ne révèle dans les poumons aucuns vestiges de lésions antérieures.

OBSERVATION III

M. G..., dix-neuf ans, employé à la compagnie du gaz, de bonne taille, robuste, bien développé, est atteint le 27 avril d'une *pleurésie* avec épanchement à droite. Le 11 mai, une ponction fournit 1,100 grammes de liquide purulent. A la suite de la ponction, le malade se remet tant bien que mal; mais, dès le courant de juin, les tubercules se développent dans le sommet du poumon gauche, et la phtisie prend une marche aiguë qui fait présager un dénouement fatal et prochain. Le 23 juin, je commence d'emblée le traitement mixte par les injections de liquide testiculaire tous les deux jours. Le 14 juillet suivant, le mal est enrayé, et le 12 août, M. G... est sur pied. Le 23 septembre, il est guéri et reprend son travail. En trois mois, j'avais obtenu la guérison avec 19 injections de phosphate de cuivre et 92 injections de suc testiculaire. Jusqu'à présent rien n'est venu troubler les bons résultats obtenus, et le présent semble répondre de l'avenir.

OBSERVATION IV

M. A..., trente-six ans, commis de banque, est d'une famille de tuberculeux : la mère est morte phtisique à l'âge
de trente-huit ans ; le père, herpétique, catarrheux, goutteux, cardiaque, a succombé à soixante-deux ans, par suite
des accidents progressifs, d'une insuffisance mitrale d'origine rhumatismale. Cinq enfants sur sept sont morts de
phtisie pulmonaire en quatre ans, âgés de vingt-deux à
vingt-huit ans. Le frère restant, actuellement âgé de vingt
quatre ans, et M. A... qui fait l'objet de cette observation-
sont tous deux atteints de tuberculose. Depuis sept ans, je,
donne mes soins à M. A..., et, chaque année, dans le courant
du mois de novembre, à l'exception du mois de novembre
dernier, des accidents morbides de même nature se sont
produits quatre fois dans le poumon droit, deux fois dans
le poumon gauche. Ces accidents consistent en une poussée
congestive, accompagnée de toux, de douleur contusive dans
le dos, d'oppression considérable suivie d'hémoptysie abondante durant plusieurs jours Puis surviennent des frissons,
la fièvre le soir, les sueurs la nuit, l'appétit disparaît complètement, les crachats purulents sont abondants, le malade
maigrit et perd rapidement ses forces.

La percussion donne, sur une étendue de cinq à six centimètres, de la matité au début et de la sonorité exagérée
à la fin de la crise. L'auscultation révèle l'obscurité du bruit
respiratoire et quelquefois son absence complète, puis un
bruit de souffle auquel succèdent, par ordre, des râles crépi-
tants et caverneux. Pendant tout ce temps, dont la durée
habituelle est de novembre à mai, le thermomètre accuse une
température toujours au-dessus de 38 degrés et quelquefois
s'élevant jusqu'à 39 degrés le soir. Le poids du malade, qui
est, pendant la bonne saison, de 55 kilogrammes, s'abaisse
pendant la mauvaise à 46 et même à 44 kilogrammes.

Avec les beaux jours, vers le mois de mai, la poussée

s'arrête, la fièvre tombe, l'appétit renaît, le mieux s'accentue
chaque jour. M. A... reprend ses occupations, perdant chaque
année un peu de ses forces et se trouvant avec une caverne
de plus.

Depuis plusieurs années, M. A... passait une grande partie
de l'hiver dans le Midi. En 1889-1890, il fut forcé par ses
affaires de rester à Paris, et fut, cette année-là, particulièrement éprouvé. Il dut garder la chambre comme les années
précédentes, mais sans sortir une seule fois jusqu'à la fin de
mai 1890. Le poids du corps s'était abaissé jusqu'à 44 kilogrammes, les sueurs étaient profuses, et la diarrhée avait
fait son apparition à la fin d'avril.

Les beaux jours, que M. A... attendait avec impatience,
n'avaient amené aucune modification heureuse dans son état.
Nous étions à la fin du mois de juin 1890, lorsque je proposai
l'emploi des injections antiseptiques aux sels de cuivre com-
binées avec les injections de suc testiculaire de cobaye. Le
malade accepta les injections antiseptiques et refusa les injections séquardiennes. L'examen microscopique des crachats
révélait en forte proportion la présence du bacille de Koch.

Au commencement d'août, après six injections, pratiquées
à sept jours d'intervalle, le mieux se produisit. La température
tomba à 37°,8 le soir, et 37 degrés le matin ; l'appétit, quoique
languissant, revenait un peu, la diarrhée avait disparu, les
sueurs diminuaient ; les quintes de toux, beaucoup moins
longues et moins fréquentes, ne provoquaient plus que rarement
des vomissements d'aliments. Le poids s'était relevé à 46 kilogrammes, mais les forces restaient stationnaires, la marche
était pénible et les pieds étaient enflés le soir. A la percussion
et à l'auscultation les signes locaux ne s'amendaient guère. Le
malade sentait qu'une nouvelle poussée était imminente, et
tout faisait craindre que ce serait la dernière. En effet, au
commencement d'octobre, M. A... dut prendre le lit à la suite
d'un très léger refroidissement.

Cette fois, après de chaudes exhortations de malades que

j'avais déjà soignés par ce moyen, je réussis à faire accepter l'emploi des injections de suc testiculaire. La première séance eut lieu le 18 octobre, la seconde le 23, la troisième le 29 du même mois. Une seule injection avait été faite à chaque séance. Enfin M. A..., se sentant un peu mieux et n'ayant plus peur du traitement nouveau, reçut régulièrement, à partir du 5 novembre, trois fois par semaine, 3 injections d'un centimètre cube de liquide testiculaire pour chaque injection. Le 20 novembre, après six séances, le malade mangeait avec appétit, dormait bien, toussait et crachait beaucoup moins. Le thermomètre accusait 36°,8 le soir et 36 degrés le matin, le pouls était à 76, les forces revenaient, le malade se sentait renaître. Malgré la rigueur de la saison, M. A... n'a pas manqué son bureau une seule fois du 28 novembre jusqu'aujourd'hui 28 mars.

Le nombre des injections antiseptiques a été de 16, et celui des injections séquardiennes de 126 en quarante-deux séances. Le poids, qui était au début du traitement de 43 kilogrammes, est aujourd'hui de 61 kilogrammes, soit 17 kilogrammes d'augmentation. M. A... tousse à peine et fait régulièrement ses affaires avec autant de facilité qu'il y a six ou sept ans, c'est-à-dire au début de la maladie.

L'examen microscopique des crachats, pratiqué à nouveau, accuse une grande diminution du bacille de Koch.

CONCLUSIONS. — Ces quatre observations prouvent :
1° L'insuffisance de l'injection antiseptique appliquée isolément.

2° L'action réelle et incontestable de l'injection séquardienne chez les phtisiques toutes les fois qu'il y aura urgence à soutenir ou à relever les forces du malade en dynamogéniant son système nerveux. Dans ces cas, comme dans tous ceux qui ont été signalés par mes confrères, les injections de suc testiculaire ont rendu la force, l'appétit, le sommeil, en régularisant les fonctions physiologiques, dont la bonne harmonie est indispensable à la santé.

3° Qu'on est en droit de fonder, dans le traitement de la tuberculose, les plus grandes espérances sur l'emploi combiné des injections antiseptiques au phosphate de cuivre avec les injections séquardiennes, qui sont, par excellence, l'élément de force et de vie.

Sans les résultats déplorables des injections de la lymphe de Koch, qui ont, à juste titre, jeté la panique chez tous les malades, j'aurais aujourd'hui, au lieu de six résultats acquis (en comptant les derniers succès obtenus sur les deux malades qui font l'objet des observations qui suivent), j'aurais, dis-je, plus de vingt cas à publier. Mais presque tous les malades qui étaient en traitement ont, affolés par la peur, abandonné la médication. Pourtant, on ne saurait trop le répéter, les injections de suc testiculaire pratiquées avec tout le soin qu'elles réclament sont d'une innocuité absolue.

OBSERVATION V

Lady C..., vingt ans, grande, très maigre, pèse 40 kilogrammes. Son unique frère est mort phtisique il y a quatre ans, à l'âge de vingt-deux ans. Lady C... s'enrhume très facilement, mange peu, tousse presque constamment d'une petite toux sèche. Les règles firent leur première apparition à treize ans ; mais, depuis cette époque, elles ne viennent que très irrégulièrement, en petite quantité, laissant quelquefois un ntervalle de cinq et six mois entre deux époques. Le médecin de la famille conseille le séjour en France, et depuis quatre

années lady C.., passe six à sept mois sur le littoral de la Mé-
diterranée. A plusieurs reprises, depuis quatre ans, des hémop-
tysies assez abondantes se manifestent. L'auscultation et la
percussion prouvent d'une façon évidente que le poumon gauche est dans un état permanent de congestion. Pas une semaine
ne se passe sans que l'application de résolutifs plus ou moins
puissants soit jugée nécessaire. La tuberculose est là cachée et
menaçante, ce n'est pas douteux, ne demandant qu'une
occasion favorable pour éclater. Lady C... vit sans cesse sur
un volcan toujours prêt à s'ouvrir un cratère, et sa famille est
dans une inquiétude de tous les instants. L'hiver dernier, en
janvier 1891, Lady C..., en villégiature à Cannes, eut les pieds
mouillés dans une promenade. Malgré tout l'empressement
qu'on mit à la rentrer et à lui donner les soins nécessaires, la
cause déterminante fut suffisante, la fièvre commença le soir
même, et quinze jours plus tard, le sommet du poumon gauche
était le siège de râles humides qui ne laissaient aucun doute
sur l'éclosion de la phtisie. La jeune malade déclinait rapidement. Le 15 février, je fus appelé par la famille pour appliquer
le traitement par les injections sous-cutanées de suc testiculaire. Je conseillai en même temps les injections de phosphate de cuivre ; mais la crainte de la douleur empêcha lady
C... de s'y soumettre immédiatement. Le 16 février, j'injectai
deux centimètres cubes de suc testiculaire au vingtième, et le
lendemain une dose égale. Je laissai une provision de liquide
au médecin de la famille, qui continua le traitement à raison
de deux séances de 2 injections d'un centimètre cube par
semaine. A la fin de février, la fièvre avait diminué, les forces
de la malade étaient un peu revenues ; mais la tuberculose
n'était pas encore enrayée dans sa marche. Ce fut à ce moment
qu'à force de supplications lady C... se décida à essayer, concurremment avec les injections de suc testiculaire, celles de
phosphate de cuivre. Le 1er mars, la première injection fut
administrée et bien supportée ; pendant toute la durée du
mois, le médecin traitant fit, tous les cinq jours, une injection

antiseptique et, deux fois par semaine, deux injections de suc testiculaire. Dès la cinquième injection antiseptique, c'est-à-dire le 20 mars, la fièvre avait complètement cessé ; la malade allait beaucoup mieux, le progrès de la maladie semblait arrêté et la période de réparation commença. En effet, à partir de ce jour, l'amélioration ne fit que s'accentuer, si bien qu'à la fin d'avril lady C... était de retour en Angleterre, et sa famille m'invitait à aller constater sa guérison. En deux mois, 12 injections de phosphate de cuivre et 48 de suc testiculaire avaient été faites. Avec ce traitement, l'appétit s'était développé, les règles étaient venues normalement, le poids du corps avait augmenté de 5 kilogrammes ; la respiration, libre dans toute l'étendue du poumon, ne révélait à l'auscultation aucune trace de la maladie grave que venait de traverser lady C... Depuis cette époque, les fonctions physiologiques continuent à s'accomplir normalement. Aucune rechute n'a paru, bien que tout traitement ait cessé depuis le mois de mai. Par conséquent, nous pouvons conclure que cette guérison est définitive.

OBSERVATION VI

Mme H... T... du Grand-Duché de Luxembourg, vingt-quatre ans, tempérament lymphatique, est depuis deux ans atteinte de *phtisie pulmonaire*, caractérisée, au moment où je la vois, par des râles humides, une caverne au sommet du poumon et un chapelet de ganglions à droite et à gauche. Deux de ces ganglions de gauche sont ramollis et suppurés. Le 20 janvier 1891, après avoir opéré le curage des ganglions suppurés, je commence les injections de suc testiculaire à raison de 2 injections d'un centimètre cube de liquide, deux fois par semaine, pour relever les forces très déprimées et l'appétit qui est presque nul. Le 10 février, l'appétit commençait à revenir, et les règles, supprimées depuis six mois, reparaissaient. La malade est un peu mieux, la fièvre a presque disparu le soir ; le thermomètre, au lieu de 38°,5 qu'il accusait avant le trai-

tement, est tombé à 37°,8. Pourtant l'auscultation ne révèle
aucun changement dans les lésions matérielles de la tuberculose ; les ganglions opérés suppurent encore. L'état général
continue à s'améliorer pendant le mois de février et le commencement de mars. Sous l'influence du traitement séquardien,
Mme H... T... a engraissé de 3 livres. Le 26 mars, nouvelle
apparition des règles plus abondantes qu'en février. Les ganglions ne suppurent plus, les plaies sont fermées, mais les
râles humides signalés à droite et la caverne n'ont subi aucune
modification ; l'analyse des crachats décèle la présence du
bacille de Koch en quantité presque aussi considérable que
celle constatée par une première analyse, faite par le même
chimiste deux jours avant le commencement du traitement. Je
me décide alors, le 31 mars, à pratiquer une injection de phosphate de cuivre tous les huit jours, sans abandonner pour cela
le traitement séquardien. Dès la troisième injection antiseptí-
que, c'est-à-dire le 15 avril, le mieux progressa avec rapidité
les crachats deviennent plus blancs et diminuent notablement
en quantité. A la fin du mois de mai, Mme H... T... était tout
à fait bien. Les ganglions du cou étaient à peine perceptibles,
les râles humides avaient disparu, à part un très faible gar-
gouillement dans la fosse sus-épineuse droite, qui annonçait
que la caverne n'était pas encore cicatrisée ; le poids du
corps avait augmenté de 8 livres depuis le 31 mars, et de 11
livres depuis le commencement de la médication. C'est à
peine si l'analyse des crachats dénotait encore la présence de
quelques bacilles. Le 5 juillet, tout était rentré dans l'ordre,
et je puis dire aujourd'hui, sans crainte de me tromper, que
Mme H... T... est guérie. J'avais pratiqué en cinq mois et demi
90 injections de suc testiculaire et 14 injections de phosphate
de cuivre.

Ces deux dernières observations, comme les précédentes, prouvent clairement l'action bienfaisante des
injections de suc testiculaire chez les phtisiques, mais

elles démontrent avec non moins d'évidence que ces
injections sans le secours du traitement antiseptique
par le phosphate de cuivre sont impuissantes à guérir
la tuberculose. C'est avec la combinaison de ces deux
agents, auxquels il est souvent utile d'adjoindre les
inhalations aromatiques, que la phtisie peut être com-
battue victorieusement. Et je crois pouvoir dire aujourd'hui, sans être taxé de témérité, que je pourrai
me rendre maître de la tuberculose pulmonaire toutes
les fois que celle-ci n'aura pas poussé la désorganisa-
tion à un degré où toute réparation est devenue impossible.

Pour terminer, je tiens à le répéter une fois encore,
parce que c'est la condition *sine qua non* du succès :
les injections de suc testiculaire employées seules ne
guérissent pas la phtisie ; les injections de phosphate
de cuivre employées seules ne guérissent pas la
phtisie. Unissez ces deux moyens puissants, adjoignez-
leur les inhalations aromatiques toutes les fois que les
symptômes locaux en fournissent l'indication ; si vous
n'arrivez pas trop tard, vous obtiendrez d'une façon
certaine, neuf fois sur dix, la guérison d'un mal réputé
incurable jusqu'ici.

En pensant que la tuberculose compte pour un
quart, ou tout au moins pour un cinquième dans le
chiffre total de la mortalité, il est facile de juger l'importance de la découverte de Brown-Séquard, sans
le secours indirect de laquelle tous les autres moyens
restent impuissants malgré leur valeur incontestable.

CHAPITRE XIII

Cas de survie.

OBSERVATION I

M. S. de B..., soixante-treize ans, brightique, était, au dire de plusieurs de nos confrères les plus éminents de Paris, à l'agonie, lorsque son fils, se souvenant des conseils que mon savant maître Brown-Séquard, son ami, avait donnés à son père, vint me trouver, me priant d'appliquer la méthode des injections de suc testiculaire. Je me rendis près du moribond, chez lequel je trouvai son médecin ordinaire ; et, en présence de ce dernier, je fis 3 injections d'un centimètre cube, sans le moindre espoir de succès. Le malade n'avait même pas senti les piqûres. Le lendemain matin, à mon grand étonnement, je trouvai le malade assis sur son lit, le sourire aux lèvres, se croyant guéri et me demandant de prendre un verre de porto pour fêter sa résurrection. Le malade vécut encore deux mois dans un état de mieux relatif. J'ai fait douze séances d'injections, le mal n'a pas été arrêté, mais le malade a vécu deux mois de plus qu'il n'aurait dû vivre.

OBSERVATION II

(Voir p. 168 l'observation de Mme la comtesse de C...)

CHAPITRE XIV

Dernières observations
des docteurs d'Arsonval, Cassanello, Kosturin et Waterhouse (1).

OBSERVATIONS DU Dr D'ARSONVAL

Professeur au Collège de France

Dans le courant de cette année, j'ai traité, au laboratoire, un certain nombre de personnes par les injections de suc testiculaire dilué. Le liquide provenait du cobaye et était préparé suivant le procédé à l'acide carbonique décrit dans ce recueil. Ce suc ne contenait aucun antiseptique, et l'extrait était fait dans la glycérine au quart.

OBSERVATION I

M. P..., cinquante-cinq ans, savant éminent, a vu sa santé s'altérer graduellement à la suite de travaux considérables et de veilles prolongées. Le travail cérébral était devenu fort

(1) *Archives de physiologie*, octobre 1891.

pénible, les digestions mauvaises, les nuits sans sommeil. Le moindre effort musculaire amenait un épuisement rapide ; la marche était difficile. Il y avait parésie du sphincter vésical et émission inconsciente d'urine, rachialgie et accès de fièvre intermittente alternant avec des frissons et une sensation de froid presque continue, surtout aux extrémités.

Injections quotidiennes de 1 gramme de liquide au vingtième. Dès la troisième injection, la tonicité du sphincter vésical avait reparu, suppression également des accès de fièvre et de la sensation de froid. Au bout d'une semaine, la capacité de travail cérébral était normale, et la marche était devenue assurée sans causer de fatigue. Le malade est revenu complètement à la santé au bout d'un mois. Depuis huit mois, les injections ont été régulièrement continuées et toujours avec le même résultat. Le sujet peut suspendre son traitement pendant dix à douze jours, mais, au bout de ce laps de temps, il est obligé d'y revenir (1).

OBSERVATION II

Dr L...., cinquante ans, praticien, ayant une clientèle très chargée, arrive au laboratoire en janvier, et me demande d'essayer des injections. Constipation opiniâtre, anorexie, vertiges, insomnie, en somme neurasthénie complète. Je lui remets du liquide, et il se fait chaque jour 2 injections de 1 gramme chaque, liquide, au vingtième. Dès le second jour, la constipation disparaît, à la grande joie du malade, et ne se montre plus. M. L.... continue le traitement en espaçant les piqûres, et peut vaquer depuis, sans fatigue, à ses nombreuses occupations.

(1) L'histoire de ce malade, jusqu'en 1890, se trouve déjà dans les *Archives* (juillet 1880, p. 617). Il y avait déjà eu chez lui une amélioration très notable sous l'influence du liquide testiculaire. Ayant abandonné le traitement, tous les symptômes s'étaient de nouveau montrés.

OBSERVATION III

M. X..., trente ans, membre de l'enseignement, attaché à
un de nos principaux laboratoires, est adressé au laboratoire
par son chef. Neurasthénie complète, travail intellectuel impossible, vertiges à chaque instant avec soufflement d'oreilles,
névralgies erratiques violentes et céphalée presque continue,
troubles gastriques et constipation opiniâtre. Commence en
mai 1891 les injections (1 gramme de liquide au vingtième
chaque jour). A la cinquième injection, la constipation, la céphalée et les vertiges ont disparu. Vers la fin du mois, le
malade avait recouvré une parfaite santé et n'a pas eu de
rechute jusqu'à la fin de juillet, où j'ai cessé de le voir.

OBSERVATION IV

Enfin, j'ai pu constater sur moi-même, et à plusieurs reprises,
les effets toniques si puissants des injections testiculaires. Le
résultat a été surtout remarquable au point de vue de la ré-
sistance à la fatigue corporelle et intellectuelle. Dans mon cas,
les injections, ayant d'abord été faites le soir au moment du
coucher, produisirent de l'agitation et de l'insomnie. Le même
effet m'a été signalé par deux de mes amis, qui s'étaient soumis au traitement. On évite ce léger inconvénient en faisant,
comme je l'ai toujours fait depuis, les injections avant le dé-
jeuner.

Je pourrais rapporter bien d'autres observations,
mais je me borne à citer les précédentes, parce qu'elles
ont été faites sur des personnes n'ayant aucun parti
pris et habituées, d'autre part, à l'observation attentive
des faits et à la rigueur expérimentale.

Je pourrais signaler également le cas très remarquable d'un de nos plus célèbres savants, qui est égale-

ment un conférencier très goûté, et que j'ai traité
pendant quatre mois au laboratoire. Notre éminent
collègue a recueilli lui-même son observation avec le
plus grand soin, et, comme il se propose de la publier
in extenso, je n'insiste pas.

OBSERVATION DU Dr CASSANELLO (Rome)

Mlle..., dix-huit ans. Depuis dix mois, toux avec crachats purulents contenant des bacilles de Koch, perte d'appétit, fièvre
tous les soirs, sueurs nocturnes abondantes, amaigrissement
considérable, faiblesse telle qu'elle peut à peine marcher,
signes caractéristiques de tubercules au sommet du poumon
gauche. Dès après les premières injections, règles disparues
depuis quatre mois sont revenues ; appétit a reparu ; malade
peut faire grandes courses à pied. Après 8 injections, fièvre et
sueurs nocturnes ont disparu ; diminution considérable de toux
et d'expectoration ; absence de bacilles de Koch. Malade se
croyant guérie est partie pour la campagne.

OBSERVATION DU Dr S. D. KOSTURIN (Vienne)

Homme, cinquante-six ans, malade de tabes depuis vingt
ans, douleurs fulgurantes, surtout aux lombes, contractions
spasmodiques, tremblement des mains et des pieds ; pouvait à
peine marcher dans l'obscurité ; pupilles contractées, peu
mobiles ; mains et doigts anesthésiés. Signes de Romberg et
de Westphal très évidents ; peut à peine écrire ; ne peut porter un verre d'eau à ses lèvres. Sommeil et appétit mauvais.
Déjà, après la première injection et surtout après la seconde,
amélioration marquée. La marche devint moins désordonnée,
plus sûre, le malade devint capable de se tenir debout, ses
yeux fermés, tenant ses pieds l'un contre l'autre, et de faire

trois ou quatre pas (les yeux toujours clos). Les mains trem-
blent moins et il peut écrire assez bien, surtout avec un
crayon ; les douleurs disparurent ; tête libre, sentiment de
force ; sensibilité revient aux mains. Il importe de faire remarquer que le malade ne savait rien des injections qu'on lui
faisait. Il a continué à s'améliorer pendant les trois mois qui
ont précédé la publication de son histoire.

OBSERVATIONS DU Dr WATERHOUSE (Londres)

OBSERVATION I

Mme...., soixante-quatre ans. Contracture du bras et des
muscles, du thorax et de la jambe, à droite, après une attaque
d'hémiplégie, il y a trois ans. Le bras et les muscles thoraciques
avaient recouvré complètement leur motilité après 14 injections.

OBSERVATION II

Mme...., soixante-dix-sept ans. Contracture de la main et du
bras gauche après attaque d'hémiplégie, il y a cinq ans. Motilité
complètement revenue après 15 injections en trois semaines.

OBSERVATION III

Mlle...., quarante-cinq ans. Arthrite rhumatismale chronique ;
depuis cinq ans n'a pu mouvoir les mains ni les bras. Peut
maintenant porter ses mains à sa tête (15 injections en trois
semaines).

OBSERVATION IV

Mlle...., quarante-deux ans. [Arthrite rhumatismale chronique depuis quatre ans ; contracture des muscles du cou, de

la partie dorsale du rachis, des mains et des bras ; doigts ankylosés. Amélioration aux bras et aux mains, motilité revenue au cou et aux épaules, après 15 injections en trois semaines.

OBSERVATION V

Mlle..., cinquante-cinq ans. Attaque d'hémiplégie il y a quinze jours. En quatre semaines, 16 injections ; pendant ce temps, elle devint capable de marcher et gagna puissance considérable à la main.

OBSERVATION VI

M..., quarante-huit ans. Dépression mentale et débilité nerveuse ; incapacité de s'occuper d'affaires, à la suite d'influenza. Symptômes nerveux guéris après 15 injections, mais la vigueur générale n'est pas entièrement revenue.

CHAPITRE XV

Le triomphe de la méthode.

LE VACCIN SÉQUARDIEN DANS LES HÔPITAUX.

Il y a quelques semaines à peine, alors que j'écrivais le chapitre de ce livre intitulé : « l'Avenir de la méthode », je n'espérais guère voir mes prédictions se réaliser à aussi bref délai.

Je disais : C'est à coups de faits que je forcerai les sourds à entendre, les muets à parler, les aveugles à voir, ceux même qui ne veulent ni voir, ni entendre, ni parler.

J'avais raison, car c'est grâce aux faits, que je n'ai cessé de répéter et de proclamer hautement et courageusement, que les sourds ont entendu, que les aveugles ont vu, que les muets ont parlé.

Dégagé enfin du cercle étroit dans lequel on l'avait cantonné à son origine, poussé en avant par la force irrésistible d'un succès qui va tous les jours grandissant, le vaccin séquardien, franchissant une muraille plus difficile à franchir que celle de la Chine, a fait son entrée dans les hôpitaux de Paris.

Je suis heureux et fier d'avoir été le premier à appliquer les injections de suc testiculaire au traitement des phtisiques. La priorité que je revendique a, du reste, été publiquement reconnue par Brown-Séquard dans la communication qu'il a faite à la Société de Biologie le 20 décembre 1890. (Voir pages 5 et 4, note.)

J'attache la plus grande importance à cette revendication, parce que mes premiers succès dans le traitement de la phtisie sont la cause vraie du baptême scientifique que reçoit aujourd'hui la méthode séquardienne dans les hôpitaux de Paris. Les expériences des Dᵣˢ Hénocque, Lemoine, Variot, Dumontpallier et Cornil n'ont pas eu d'autre but que celui de contrôler l'exactitude des faits que j'avais signalés dans la communication du 20 décembre 1890.

Or, la confirmation de ces faits, telle qu'elle ressort des observations qui vont suivre, est la consécration suprême du système des injections de suc testiculaire dans le traitement d'un grand nombre de maladies, et en particulier de la phtisie pulmonaire.

Aujourd'hui, les hommes les plus éminents se portent garants de l'efficacité du nouvel agent régénérateur et s'en font les vulgarisateurs. Le vaccin, préparé avec les soins minutieux que j'ai indiqués, non seulement ne présente plus, dans son application, ni la moindre difficulté, ni le danger le plus minime ; mais encore il possède certainement les qualités essentielles au succès. La conservation assurée et indéfinie par mes procédés nouveaux de filtrage et le système des ampoules stérilisées enlève toute préoccupation de durée et de température pour le transport dans les diverses parties du monde. Enfin, grâce à l'importance et à la perfec-

tion de l'outillage de mon laboratoire, le prix des injections devient accessible aux bourses les plus modestes.

Dans ces conditions, la vulgarisation ne peut man-
quer d'être rapide ; et toutes mes prévisions se trouveront réalisées plus vite que je n'avais osé l'espérer.
Ce sera pour moi une satisfaction si grande qu'elle
compensera largement les efforts et les sacrifices énormes que j'ai faits pour assurer le triomphe d'une vérité
incontestable mais malheureusement trop contestée à
son origine.

Observations des docteurs A. M***, Varlot, Dumontpallier, Hénocque, Lemoine et Mairet.

ABCÈS DU CERVELET

OBSERVATION I

Le nommé L... Charles, âgé de vingt-deux ans, de constitution peu robuste, de tempérament lymphatique, mais n'ayant
jamais été malade jusqu'à ce jour, entre à l'hôpital le 3 mai
1891 : il se plaint de céphalalgie, de vertiges et de douleurs
d'oreille du côté gauche. T., 39°. Nous portons le diagnostic
d'otite moyenne. Jusqu'au 11 mai les mêmes symptômes per-
sistent, la température oscillant entre 38°,8 le matin et 39°,8
le soir. Le 12, aggravation de l'état général, douleurs d'oreille
plus vives, délire la nuit, céphalalgie frontale violente, quelques
vomissements. T., m., 38°,8; s., 41°. Le 13 et le 14, même état;
le 15, la température retombe à 38°,4 et une amélioration se

produit. Le 16 mai, nous constatons l'existence au niveau de l'apophyse mastoïde gauche d'un abcès sous-aponévrotique, ce qui nous confirme dans l'opinion que tous ces accidents sont occasionnés par une otite moyenne. Nous donnons issue au pus et faisons un pansement antiseptique. La température redevient normale. Cependant les jours suivants les troubles cérébraux reparaissent, céphalalgie, délire, vomissements, ralentissement du pouls. T. 37°,2, et le 23 au matin nous trouvons le malade dans le coma. Nous décidons la trépanation des cellules mastoïdiennes que nous pratiquons séance tenante avec la gouge et le maillet, au lieu d'élection, à un centimètre en arrière du sillon de l'oreille et au niveau du trou auditif. Nous donnons ainsi issue à environ 80 grammes d'un pus phlegmoneux, sortant par saccades isochrones avec battements du pouls. Le foyer purulent est donc en rapport avec la dure-mère. A la fin de l'opération, L... reprend légèrement connaissance, ouvre les yeux et pousse quelques gémissements. Le soir, à quatre heures, il est complètement éveillé, nous reconnaît et répond à nos questions. Les suites de l'opération sont aussi simples que possible. T. 37°,8 le soir, jusqu'au 30 où la température, redevenue normale, ne dépassera plus jamais 37°,2. Pendant tout le mois de juin, l'état de L... reste des plus précaires. Les douleurs de tête disparaissent bien pendant quelques jours, mais, lorsqu'elles reviennent, sont toujours accusées dans la région *frontale*. L'intelligence est paresseuse. Malgré une véritable boulimie, l'amaigrissement devient de plus en plus considérable ; vomissements fréquents, mictions et selles involontaires.

L'état général s'étant un peu amélioré, nous cherchons au commencement de juillet à le relever au moyen d'injections sous-cutanées de suc testiculaire de cobaye, mis gracieusement à notre disposition par M. le docteur Goizet. Les 5, 8, 11 juillet, nous injectons 1 centimètre cube de lymphe. Ces injections ayant été bien supportées, nous doublons la dose et 2 centimètres cubes sont injectés tous les quatre jours jusqu'au 26.

Enfin le 31, injection de 3 centimètres cubes. Après cette série, 15 centimètres cubes ayant été injectés en un mois, nous constatons une légère amélioration : le pouls s'est relevé, les maux de tête sont moins violents, les vomissements ont aussi diminué, mais l'augmentation de poids n'a été que de 500 grammes. Le 6 août, nous reprenons le traitement : nous injectons maintenant tous les jours 1 centimètre cube. A partir de ce moment, les forces reviennent rapidement; en huit jours L... augmente de 2 kilog. 500; les maux de tête et les vomissements disparaissent ; l'embonpoint fait des progrès; les mictions et les selles redeviennent volontaires. Notre malade commence à e   lever et nous pouvions espérer la guérison, lorsque le 12 août, à quatre heures du matin, L... meurt subitement.

Quelle a été notre surprise, à l'autopsie, de ne rencontrer aucune lésion de l'oreille moyenne, mais une destruction complète de tout l'hémisphère cérébelleux gauche réduit à l'état de coque et renfermant environ 100 grammes d'un pus vert comme de la bile ! Ainsi une   lésion aussi considérable du cervelet avait pu permettre une survie de trois mois. Dans un cas aussi peu favorable, l'action dynamogénique du suc testiculaire de cobaye a été cependant remarquable : sous son influence nous avons vu successivement disparaître les troubles cérébraux, la   nutrition et les forces reprendre d'une façon inespérée, le malade entrer en pleine convalescence.

(Dᵣ A. M.)

Dᵣ VARIOT (Hôtel-Dieu de Paris).

OBSERVATION I

Homme, quarante-deux ans. Ataxie locomotrice, l'incoordination des mouvements rendant la marche presque impossible. 22 janvier, injection de 2 centimètres cubes. Dès le lendemain, le malade accuse une notable amélioration. La force

revient, dit-il, dans ses jambes ; la marche paraît un peu
meilleure. Il est moins sensible au froid : il est très satisfait,
son sommeil est meilleur ; il a des selles naturelles, ce qui
ne lui arrivait pas ; il affirme sentir plus de souplesse dans ses
membres ; sa vue s'est améliorée. Il n'a eu que 8 injections.

OBSERVATION II

Homme, trente-deux ans. Vaste excavation tuberculeuse
sous-clavicule droite. 18 janvier, injection 2 grammes de liquide
testiculaire. Appétit s'augmente; malade très satisfait du
traitement ; sommeil meilleur, nuit suivante. Le 19, expectoration devient presque nulle. Le 22, disparition absolue de
sueurs nocturnes ; appétence génitale. Le 24, amélioration
continue ; sommeil très calme sans quintes de toux.

OBSERVATION III

Homme, trente-deux ans. Lésion cavitaire circonscrite au
sommet poumon droit. Nutrition générale encore bonne :
c'est un tuberculeux et non un phtisique, mais il avait d'a-
bondantes sueurs et des crachements de sang. Le malade
prétend avoir dormi mieux que depuis trois ans, la nuit qui
a suivi la première injection (2 centimètres cubes de liquide).
Après 4 autres injections quotidiennes, les sueurs ont complètement cessé. Au bout de trois semaines, le malade se
trouve assez bien du traitement, mais il sort de l'hôpital, les
signes cavitaires persistant.

OBSERVATION IV

Homme, vingt-quatre ans. Infiltration tuberculeuse étendue
du sommet des deux poumons ; tuberculisation intestinale ;
congestion à base des poumons. Forme fébrile. Le 19 janvier,
on commence des injections de 2 centimètres cubes du liquide,

à faire chaque jour. Chute de la température. Le 20, élévation thermique le soir ; appétit diminué. Le 21, léger abaissement thermique, sueurs nocturnes ont disparu. Le 22, sommeil devient meilleur ; sueurs n'ont pas reparu ; diarrhée diminue, mais tout persiste, expectoration aussi abondante. Le 25, sueurs ont un peu reparu. On continue injections : on en fait 14, après lesquelles aucun changement n'a été constaté.

OBSERVATION V

Homme, vingt-neuf ans. Tuberculose pulmonaire et intestinale. Diarrhée, fièvre, amaigrissement, etc. Injections de 2 centimètres cubes du liquide quotidiennement pendant une semaine, sans amélioration, excepté que les sueurs, qui étaient très abondantes, ont été à peu près supprimées.

OBSERVATION VI

Homme, soixante-seize ans. Paralysie agitante. Ne peut se tenir debout ni lever les jambes au-dessus du plan du lit. Il n'y a d'amélioration manifeste qu'après la quatrième injection (de 2 centimètres cubes). Le malade, très satisfait, a pu lever la jambe droite (la plus faible des deux), à plusieurs reprises, à 25 centimètres au-dessus du plan du lit. Il peut marcher un peu (quelques pas). Malheureusement, on n'a pu lui faire que 8 injections.

OBSERVATION VII

Homme, soixante-quatre ans. Hémiplégie gauche ; contracture du bras ; réflexes exagérés. Après quelques injections de 2 centimètres cubes (il y en a eu 12), appétit augmenté ; forces en partie revenues, moins de torpeur ; bras paraît moins rigide, sensibilité moins obtuse.

Dᴿ DUMONTPALLIER (Hôtel-Dieu de Paris).

« Dès les premiers jours des injections, les malades se trouvaient mieux, leur appétit était meilleur, l'expectoration diminuait de quantité et la toux de fréquence. Les sueurs nocturnes étaient moins abondantes ; le sommeil était meilleur, et les malades réclamaient l'usage régulier des injections. Ils disaient se sentir plus forts et en général ils demandaient leur sortie de l'hôpital cinq à six semaines après le début du traitement et ayant eu 59, 47 ou 56 injections.

« Il est regrettable que l'examen bacillaire des crachats n'ait pas été pratiqué et que le poids des malades n'ait pas été pris au commencement et à la fin du traitement. Quoi qu'il en soit, il convient de tenir compte de l'amélioration que les malades accusaient dans l'état général de leur santé — et cela est d'autant plus remarquable qu'aucun traitement autre que les injections n'était prescrit, et que le régime alimentaire seulement et le repos pouvaient avoir leur part dans le mieux constaté. Les faits établissent que, pendant toute la durée du traitement unique par les injections (et le retour de l'appétit ayant permis d'alimenter les malades), *un mieux bien appréciable a été constaté par toutes les personnes qui observaient les malades.*

« A l'appui des remarques ci-dessus, je joins trois feuilles de relevé des températures qui témoignent de la régularité avec laquelle les injections ont été pratiquées et du soin avec lequel les températures ont été prises. Il est, je crois, très important de noter que, pendant toute la durée du traitement, la température, qui était prise dans le rectum par des thermomètres à maxima, n'a jamais été supérieure à 38° et que le plus souvent elle oscillait entre 37° et 37°,6. »

Dr HÉNOCQUE (Hôpital de la Charité de Paris).

(Service du Dr Cornil.)

OBSERVATION I

Homme atteint de pneumonie au premier degré. Du 16 au 20 mars, on injecta 14 centimètres cubes de liquide testiculaire. L'état général du malade s'améliora très rapidement. Il gagna 1 kilog. 5 en neuf jours. La quantité d'oxyhémoglobine, qui était de 9,3 p. 100, s'éleva à 11 p. 100. Pendant les cinq jours d'injections, la température oscilla entre 36°,6 et 37°,8. Le dynamomètre montra une augmentation de forces. Les sueurs nocturnes diminuèrent dès la seconde injection. Malheureusement le malade sortit de l'hôpital.

OBSERVATION II

Homme, vingt-huit ans. Phtisie au deuxième degré, 31 injections de 3 centimètres cubes de liquide testiculaire, du 11 avril au 23 mai 1891. Il y a eu chez ce malade : amélioration de l'état général, qui s'est montrée par une augmentation de poids et de la quantité d'oxyhémoglobine, absence de fièvre, la régularisation de la température ; le relèvement des forces, qui a été très prononcé. L'état organique des poumons s'est amélioré à gauche, et il est resté stationnaire à droite. En mars il a eu une fièvre très vive. En avril, avant les injections, le malade allait mieux, mais il avait encore de la fièvre, et, comme on peut le voir, surtout les 5, 7, 9, 10 et 11 avril. Le jour où l'on a commencé les injections, le 11 avril, le thermomètre a marqué 38°,6 ; mais, le lendemain matin, il n'était qu'à 37°, et, à partir de ce jour-là jusqu'au 28 mai, il est resté presque constamment entre 37° et 37°, E, température normale du rectum.

OBSERVATION III

Homme atteint de phtisie au premier degré, compliquée de glycosurie. Faiblesse considérable ; température élevée: 39°,2, le matin ; 38°,2, le soir. Sucre urinaire, de 4 à 10 grammes par jour. On fit 26 injections de 4 centimètres cubes chacune. Pendant la période des injections, la température a oscillé de 37° à 38°,2. Poids augmenté de 1 kilogramme. Amélioration des forces, rapide d'abord, puis progressive. La quantité d'oxyhémoglobine, qui était de 9 p 100 le jour de la première injection, après des oscillations, a atteint 11 p. 100 quatre jours après la dernière injection. L'activité des échanges s'est élevée de 0,45 à 1,10.

OBSERVATION IV

Homme, trente-deux ans. Pneumophymie ; phtisie laryngée, période ultime. Mangeait et dormait à peine depuis plusieurs semaines ; toux incessante ; aphonie complète ; plus de deux litres d'expectoration purulente par jour, état cachectique extrême. Malgré ces très mauvaises circonstances, les injections testiculaires pendant une vingtaine de jours produisirent une amélioration évidente; l'expectoration diminua, le malade prit de la nourriture ; il put parler ; la température rectale tomba de 38°,8 à 37°, 5, dans les trois premiers jours des injections, et du 25 mars au 30 avril, elle resta entre 37° et 38° ; il y a eu arrêt de la perte de poids. Cependant l'état organique s'est aggravé, et le malade est mort une semaine après la suspension du traitement.

Dr LEMOINE (Hôpital de Lille).

OBSERVATION I

Femme, dix-huit ans. Tuberculose pulmonaire au premier degré ; état général mauvais; appétit presque nul ; pas de

règles depuis trois mois. A partir du 14 février, injection
quotidienne : 1 centimètre cube de liquide testiculaire. Le 16,
malgré un peu de fièvre (36°,9 le soir), un peu plus alerte ;
mange un peu mieux. Le 17, pas de fièvre (soir) ; rachialgie
violente ; bon appétit. Le 19, règles venues ; état général
meilleur ; gaîté et vigueur reviennent. Rachialgie diminuée ;
appétit très grand. Le 21, suractivité et pétulance notoires ;
excitation sexuelle assez vive. Le 10 mars, injections suspendues depuis quelques jours, pourtant amélioration continue ; les
joues se colorent. Le 12, état général excellent. Toutes les fonctions normales (menstruation, digestion, sommeil, etc.). Le 17,
amélioration s'est continuée, excitation génitale. Le 31, se
croyant absolument guérie, la malade sort de l'hôpital. Du 14
février au 31 mars, son poids s'est augmenté de 2 kilogrammes ;
la lésion pulmonaire est stationnaire, mais la malade ne tousse
et ne crache pas.

OBSERVATION II

Jeune homme, dix-huit ans. Tuberculose pulmonaire, premier degré, 14 février 1891 : on commence injections de
liquide testiculaire, et on en fait une chaque jour ensuite
(1 centimètre cube chaque fois) ; pas de fièvre. Le 15, malade
se sent plus fort ; érections répétées hier après-midi ; complète
apyrexie. Le 16, érections fréquentes. Le 18, état général
excellent, vif appétit ; grand besoin de se mouvoir. Dans nuit
rêve et émission abondante de sperme. Le 21, mieux être s'accentue ; toux moins fréquente ; enrouement disparaît. Le 23,
se croyant guéri, le malade quitte l'hôpital. L'état des poumons n'avait pas changé.

OBSERVATION III

Homme, trente-un ans. Bronchite généralisée et tuberculose
pulmonaire au premier degré. A partir du 16 février on
injecte chaque jour 1 centimètre cube de liquide testiculaire.

Le 17, pas de fièvre ; érections nuit précédente. Le 18, appétit perdu revient. Malade se sent plus fort, il tousse moins ; la bronchite diminue. Erections répétées. Le 19, l'amélioration s'accentue ; toux beaucoup moins fréquente ; les signes de bronchite disparaissent. Appétit excellent. Erections répétées. Le 20, il sort très amélioré. Son poids à peu près comme au début.

OBSERVATION IV

Femme, vingt ans. Congestion et induration du poumon gauche ou tuberculose au deuxième degré au sommet. Asthénie musculaire et nerveuse très marquée ; appétit nul ; anémie. 16 mars : à partir de ce jour, une injection quotidienne (1 centimètre cube) jusqu'au 1er avril. Le 19, malade éprouve besoin de se mouvoir ; se sent plus forte ; appétit se montre. Le 20, activité et appétit augmentent. Le 24, état satisfaisant s'accentue ; vigueur et pétulance notoires ; très grand appétit. Le 27, malade reprend des forces et des couleurs à vue d'œil ; grande gaîté. Le 31, mieux être s'accroît ; toutes les fonctions plus actives. 6 avril, pas d'injections depuis 6 jours ; on les reprend. Etat général excellent. Le 13, amélioration continue à s'accentuer. Le 20, la malade veut s'en aller : ses forces sont revenues. Au poumon les lésions ont peu changé ; il semble pourtant que l'air y circule plus librement et que la congestion ait diminué. Au sommet gauche, toujours quelques craquements. Le poids de la malade pris à cinq reprises, du 24 mars au 20 avril, est graduellement monté de 44 kil. 200 à 46 kilogrammes. Le 24 avril, elle sort en excellent état, ne toussant plus, et elle se croit complètement guérie.

OBSERVATION V

Adolescente de treize ans. Pneumothorax suivi d'hydropneumothorax ; suppuration indiquée par oscillations thermométriques ; rétraction du thorax. Dépérissement et amaigrissement rapides. Poids : 32 kilogrammes. On commence le 14 avril injection quotidienne du liquide, 1 centimètre cube. Le 16, appétit meilleur. Elle devient gaie et se croit plus vigoureuse. Le 17, très grand appétit. Le 20, poids 32 kil. 100 ; elle reprend vie et couleurs ; forces reviennent. Le 28, appétit considérable ; digère très bien et engraisse ; respiration bonne autant que permettent les lésions. Avant le traitement, elle était toujours couchée ; depuis elle s'est levée et s'est promenée beaucoup. Elle se sent si bien qu'elle quitte l'hôpital.

Dr MAIRET (Hôpital de Montpellier).

« Il s'agit d'une femme de cinquante ans, ayant mené une conduite irrégulière, et qui depuis quelque temps était dans un état de dépression intellectuelle et physique considérable. Elle mouillait et salissait sous elle ; elle restait inerte sur une chaise dans un état d'extrême hébétement ; sa démarche était mal assurée ; bref, l'ensemble de son état physique et intellectuel faisait penser à l'existence d'une de ces paralysies générales bâtardes, comme on en rencontre dans nos asiles. J'instituai chez elle le traitement par le liquide testiculaire, et j'eus la bonne fortune de voir, sous son influence, le système musculaire reprendre sa ténacité, l'état d'hébétude intellectuelle disparaître et la malade reprendre son animation ordinaire... L'affaiblissement intellectuel persiste, peu marqué, mais réel... L'amélioration produite a été telle que cette femme a pu sortir de l'asile et reprendre sa vie au dehors, restant seulement légèrement tarée dans son intelligence. Dans ce cas, l'action du liquide testiculaire a été manifeste : je ne suis arrivé au résultat que je vous indique qu'à la suite de trois séries d'injections, séparées l'une de l'autre par un intervalle de trois semaines à un mois environ, et chaque série a produit un progrès dans la marche vers l'amélioration. D'ailleurs, la malade elle-même reconnaissait le bien que lui faisaient les injections et, lors de la troisième série, alors que djà son intelligence s'était raffermie... bien qu'elle craignît beaucoup les piqûres, elle demandait de nouvelles injections. »

M. Mairet ajoute qu'il fait toujours usage, dans son service d'hôpital, du liquide testiculaire, qui continue à lui donner de bons résultats dans la stupeur lypéma-nique, contre laquelle il l'a employé l'an dernier avec le succès qu'on connaît.

CHAPITRE XVI

Dernier mot.

En consignant des observations où le résultat a toujours été heureux, je n'ai pas eu d'autre but que de chercher à bien établir les cas dans lesquels la médication séquardienne a réussi, et par conséquent réussira encore, afin que les malades qui sont dans des conditions analogues à celles que j'ai décrites ne perdent pas l'espérance et viennent à moi avec confiance. Faut-il en conclure que les injections de suc testiculaire guérissent tous les malades? Non! loin de moi cette prétention! je ne guéris malheureusement pas tous les malades. Il y a pour cela deux raisons : la première, c'est que la puissance humaine a des limites que nous ne franchirons sans doute jamais ; la deuxième tient à ce que les malades ont recours à la méthode quand le mal a fait dans l'économie et dans les organes des ravages tels qu'il est matériellement impossible de les réparer. Enfin, il y a une catégorie de malades qui sont réfractaires à toute médication. Je dois dire que ceux-là sont en petit nombre, à qui les injections sous-cutanées de suc testiculaire ne rendent pas un service plus ou moins marqué. Si rares que soient ces excep-

tions, elles existent. Il est même impossible de les prévoir : tel malade, que je jugeais presque à coup sûr
justiciable de la découverte de Brown-Séquard, n'en a
retiré aucun bienfait, quand tel autre, dont je croyais
le cas beaucoup moins favorable, a recueilli les meilleurs résultats de la médication.

Je ne puis m'empêcher de citer, à ce propos, un
professeur de la Sorbonne, dont le cas pathologique
paraissait réunir toutes les conditions les plus propres
à un succès prompt et complet. Il a suivi le traitement
pendant plusieurs mois avec une foi sans bornes, une
régularité et une persévérance dignes d'éloges, sans
obtenir aucun résultat, alors qu'il voyait défiler devant
lui une série de malades dont je n'avais pas espéré la
guérison, et qui tous s'en allaient proclamant hautement le bien qu'ils devaient à la méthode.

La méthode donne ce qu'elle peut donner. Beaucoup
sont appelés à en ressentir les salutaires effets; et les
exceptions n'empêcheront pas la découverte de Brown-
Séquard d'être un des bienfaits les plus grands dont
notre siècle ait doté l'humanité.

CHAPITRE XVII

Le pouvoir d'un livre.

Il y a un an environ que j'ai publié la première
édition de mon livre « *La Vie prolongée* ». A ce moment, la découverte de Brown-Séquard subissait une
crise dangereuse. Elle s'épuisait en luttes vaines pour
essayer de remonter le courant d'incrédulité qui l'avait
accueillie à sa naissance. Les vents étaient contraires ;
les gros bonnets du corps médical, qui n'avaient rien
vu parce qu'ils n'avaient rien expérimenté, en étaient
franchement hostiles ou restaient muets quand on leur
demandait leur avis sur la méthode. La masse de la
corporation suivait l'opinion de ses chefs, et les communications à la Société de Biologie, si éloquentes
qu'elles fussent, ne faisaient pas avancer d'un pas la
barque qui portait cette vérité scientifique. Le naufrage
était imminent : pour conjurer le danger, il fallait
frapper un coup décisif, et dégager cette vérité qui
s'était manifestée à moi, sous toutes ses faces, par des
milliers de faits irréfutables. S'attarder aux portes des

sociétés savantes et s'égarer dans les recueils scienti-
fiques que le public ne lit pas, c'était enterrer à tout
jamais une découverte dont les conséquences sont
incalculables. Ma conviction étant faite, mon parti fut
bientôt pris. Sous ce titre : *La vie prolongée par la méthode Brown-Séquard*, je publiai un livre destiné au
grand public, et non aux médecins. Ce livre, qui donne
l'historique de la méthode, les moyens simples de l'appliquer soi-même, et qui renferme un très grand nombre de faits faciles à contrôler et impossibles à nier,
eut un immense succès.

La grande presse s'émut de cette publication, me dé-
pêcha ses reporters, fit vérifier les faits annoncés et,
depuis lors, n'a pas manqué une occasion de proclamer
les étonnants résultats de cette merveilleuse découverte. La diffusion fut si rapide qu'elle dépassa toutes
les prévisions. Les médecins eux-mêmes, poussés par le
flot des malades, ont voulu essayer et ont été obligés de
se déclarer convaincus par l'évidence des faits. Si bien
qu'aujourd'hui, personne n'ignore la méthode dont
l'usage est devenu général, et qu'il n'y a plus un médecin, depuis l'humble praticien de village jusqu'au
grand maitre des hôpitaux, qui n'en fasse profiter ses
malades. Devant un succès aussi éclatant, je ne saurais trop me féliciter d'avoir marché en dehors des
sentiers battus, en adressant directement mon livre
aux malades, et non aux médecins, et en acceptant le
concours des grands journaux politiques pour répandre
partout la vérité. Combien de malades guéris ou sou-
lagés, qui n'ont fait usage de la découverte de Brown-
Séquard qu'après avoir lu *La Vie prolongée*, seraient morts ou sentiraient encore le poids de leurs

souffrances, s'ils n'avaient eu, pour les renseigner, d'autres organes que le compte rendu des sociétés savantes ! Ceux-là au moins me sauront gré d'avoir employé des moyens plus à leur portée.

———

CHAPITRE XVIII

Extension des principes de la découverte depuis la publication de la « Vie prolongée. » — Dernières déclarations de Brown-Séquard à l'Académie des sciences.

La publication de « *la Vie prolongée* » a eu pour premier résultat de forcer le monde médical à reconnaître, à l'unanimité, la vérité affirmée par Brown-Séquard à la Société de Biologie. Cette vérité scientifique une fois admise sans conteste, la marche en avant a été rapide. Avec l'assurance qu'en remplissant les conditions voulues d'antisepsie on peut, sans danger, introduire, dans l'économie, des principes animaux, on s'en est donné et on s'en donne à cœur-joie. Les choses en sont à ce point que, moi qui suis, sinon le premier des croyants, du moins le premier qui ait osé affirmé hautement sa foi ; que moi qui suis le véritable vulgarisateur de la découverte, moi qui ne compte plus le nombre d'inoculations faites, me voilà distancé par tous les incrédules d'hier, dont j'ai opéré la conversion et qui me considèrent déjà comme un réactionnaire en Séquardisme. Mais, je ne me plains pas, car c'est là le plus grand hommage qui puisse être rendu par le corps médical à la belle découverte de Brown-Séquard et aussi à celui qui s'en est fait l'apôtre aux heures d'incrédulité.

Aujourd'hui la thérapeutique par les sucs animaux est définitivement créée, et bientôt elle occupera la plus large place dans l'art de guérir.

Les nombreuses et récentes déclarations de Brown-Séquard à l'Académie des sciences ont une grande portée, moins par les éléments nouveaux qu'elles apportent que par les faits nombreux qui sont la confirmation, indiscutable cette fois, de tous les résultats cités dans « la *Vie prolongée* ». C'est surtout au point de vue de l'*anémie*, de la *paralysie*, de l'*impuissance*, de l'*ataxie locomotrice*, de la *tuberculose pulmonaire* et du *choléra*, que ces communications sont intéressantes. Rien n'est changé : le suc testiculaire est bien le principe dynamogéniant de la moelle et du cerveau. Qu'on en fasse l'application pour combattre l'*anémie*, la *paralysie*, l'*impuissance*, l'*ataxie locomotrice*, la *phtisie* ou le *choléra*. Les preuves de cette puissance s'accumulent, et voilà tout. Pour mon compte, j'aurais pu ajouter dans cette édition bien des guérisons accomplies depuis un an ; mais à quoi bon ces répétitions qui ne sont que la continuation des faits que nos lecteurs ont trouvés dans ce livre ?

Pourtant, nous devons citer, parmi les déclarations du maître, des applications nouvelles de ses théories qui ont pleinement réussi. Je veux parler des injections de substance cérébrale grise préconisées par Constantin Paul dans certaines affections nerveuses, et des injections de suc thyroïdien pratiquées par le professeur Bouchard, à l'hôpital de la Charité, dans deux cas de Myxœdème. Quant aux injections de pancréas, de suc d'os longs, de foie, d'estomac, d'intestin, de glandes salivaires, de muscle, etc., etc., ces essais encore trop récents demandent la consécration du temps et des faits. Je pratique moi-même toutes ces expériences sur une large échelle, et serai bientôt à même de formuler une opinion qui sera favorable, j'ai tout lieu de le croire, à l'extension de la thérapeutique par les sucs animaux. Mais ne nous laissons pas entraîner, et ne parlons qu'avec des faits à l'appui de nos dires.

CHAPITRE XIX

Inconvénients et dangers d'un succès rapide.

A côté du succès sans précédent de sa découverte, Brown-Séquard a entrevu un grand danger, et l'a signalé dans ses dernières communications.

Si les injections hypodermiques de suc testiculaire et autres ont une puissance incontestable et incontestée ; si ces injections ne peuvent jamais entraîner d'accidents graves, locaux ou généraux, c'est à la condition expresse que les sucs animaux seront préparés d'une façon irréprochable, et que toutes les précautions antiseptiques seront prises au moment de l'inoculation.

Les précautions antiseptiques sont faciles à prendre et les recommandations ne manquent pas à ce sujet. Il en est tout autrement du vaccin à injecter. En raison même de l'immense succès de la méthode, des préparations de toute nature vont être offertes aux malades, à des prix dérisoires de bon marché, par des industriels sans conscience. Je ne saurais mieux faire que de répéter les propres paroles de Brown-Séquard :

« Je ne réponds que des préparations qui sortent de mon laboratoire. »

Les inoculations faites avec des *sucs mal préparés* peuvent occasionner *les accidents les plus graves*. Les inoculations faites avec *des sucs qui ne contiennent pas les principes voulus* sont nécessairement *inefficaces*.

Pour éviter tout danger, je ne saurais trop recommander aux intéressés de s'adresser directement au Laboratoire de l'Institut Séquardien de la rue de Berri, 30, et de s'assurer que les ampoules employées portent, dans le verre même, l'incrustation suivante : *Dr Goizet, Paris*.

Les sucs animaux préparés au laboratoire de la rue de Berri, sous ma direction et ma surveillance directes, proviennent toujours d'animaux jeunes et sains, nourris d'une façon spéciale. Recueillis en temps opportun et préparés par grandes quantités au moyen d'un outillage puissant et perfectionné, les sucs ont une composition uniforme, et leurs effets sont toujours identiques sur le même sujet.

Ils sont inaltérables, et conservent pendant des années, malgré le temps, l'élévation de la température et le transport, le maximum de leurs propriétés dynamogéniantes et curatives.

NOMENCLATURE

DES SUCS ANIMAUX ACTUELLEMENT PRÉPARÉS
AU LABORATOIRE DE L'INSTITUT SÉQUARDIEN,
RUE DE BERRI, 30, PARIS.

Désignation	*Prix*
Suc testiculaire de cobayes en ampoules de 4 c. cub.	20 fr.
— cérébral de veau (substance grise)	— —
— de la glande thyroïde	— —
— des glandes de la muqueuse de l'estomac	— —
— du pancréas	— —
— du foie	— —
— du rein	— —
— des glandes de l'intestin	— —
— des glandes salivaires	— —
— d'os longs	— —
— des follicules pileux	— —
Etc., etc.	

Les Médecins, Pharmaciens, Commissionnaires et Malades trouveront toujours à mon laboratoire les sucs animaux inaltérables dont ils auront besoin, soit en ampoules de quatre centimètres cubes, soit, sur leur demande spéciale, en ampoules d'un centimètre cube. Ces dernières seront livrées au prix de 5 fr. 50 l'une.

Toutes les préparations doivent être inoculées telles qu'elles se trouvent renfermées dans les ampoules, sans modification ni addition.

AVIS IMPORTANT

Afin d'étendre jusqu'aux familles peu fortunées les bienfaits de la *Médication par les sucs animaux*, le *Laboratoire de l'Institut de la rue de Berri* prépare des vaccins concentrés, possédant sous un petit volume toutes les propriétés régénératrices des préparations ordinaires. Ces sucs, inaltérables, sont renfermés dans des ampoules stérilisées d'un centimètre cube.

Pour en faire usage, il suffit, au moment même de l'inoculation, d'étendre le vaccin concentré de quatre

fois son volume d'eau bouillie, additionnée de chlorure
de sodium chimiquement pur, dans la proportion de
2 %, et de filtrer le tout sur un filtre en papier stérilisé.

Le liquide filtré sera recueilli dans un petit flacon
de verre préalablement bouilli ainsi qu'il est expliqué
dans l'instruction, et pourra, grâce à ces précautions,
servir à plusieurs inoculations successives.

Le traitement exigeant en moyenne vingt inoculations, cinq ampoules suffiront pour toute la durée de
ce traitement.

Le Laboratoire de la rue de Berri expédiera, à toute
personne qui en fera directement la demande au
docteur Goizet, contre l'envoi d'un mandat-poste de
vingt-cinq francs, franco de port et d'emballage, une
boîte contenant : 1° *cinq ampoules de vaccin concentré* ;
2° *un filtre stérilisé* ; 3° un petit paquet *de chlorure de
sodium chimiquement pur*, suffisant à la préparation
des cinq ampoules étendues d'eau bouillie ; 4° un petit
flacon destiné à recevoir le liquide au moment de son
filtrage et à conserver l'excédent de chaque préparation jusqu'à l'inoculation suivante.

Chaque ampoule doit être préparée isolément ; et la
cinquième partie seulement des paquets de chlorure
de sodium sera employée à chaque préparation.

Chaque ampoule d'un centimètre cube de vaccin concentré doit porter, incrustée dans le verre même, la
marque suivante : *D*r *G:., Paris.*

Les malades qui voudront se procurer au *Laboratoire*
la seringue de Pravaz devront ajouter dix francs à leur
mandat de vingt-cinq francs. Ils recevront alors une
seringue avec aiguille en platine irridié, inoxyda-
ble et inaltérable à la flamme.

TABLE DES MATIÈRES

———

DEUXIÈME PARTIE

Poitiers. — Typographie Oudin et Cie.

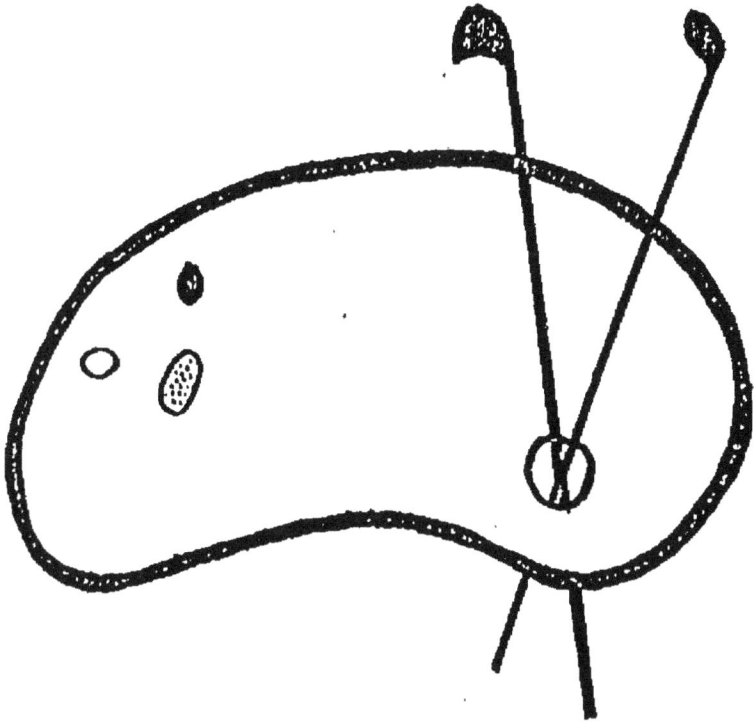

ORIGINAL EN COULEUR
NF Z 43-120-8

www.ingramcontent.com/pod-product-compliance
Lightning Source LLC
Chambersburg PA
CBHW060343200326
41519CB00011BA/2025